UE 2.1

BIOLOGIE FONDAMENTALE

Kamel Abbadi
Professeur agrégé de biochimie
Responsable de l'enseignement de l'UE 2.1
à l'IFSI Poissy-Saint Germain en Laye

Présentation de l'UE et activité d'initiation par
Véronique Fumeron
Cadre de santé formateur à l'IFSI Poissy-Saint Germain en Laye

Sup'FOUCHER

Figures n° 1, 11, 57, 73 ; 76, 85, 86, 87, 88, 89, 90, 91, 92, 93, 94, 95, 96, 101, 102, 122, 123, 130, 131, 132 : illustrations réalisées grâce à Servier Medical Art

Mise en page : Ici & ailleurs

ISBN 978-2-216-11568-6

Présentation de l'unité d'enseignement

Le référentiel de formation infirmier 2009 présente deux caractéristiques :

- l'inscription de la formation dans le système licence master doctorat (processus de Bologne). La formation « permettra aux étudiants en soins infirmiers... de se voir délivrer, conjointement au diplôme d'État, le grade de licence à partir de 2012 » ;
- l'ingénierie pédagogique reposant sur « une entrée par les compétences ». Les différentes filières de formation de la santé structurent actuellement leur formation selon cette logique « compétence ».

Il met l'accent sur l'acquisition par l'étudiant d'une plus grande culture aussi bien en sciences humaines qu'en sciences biologiques et médicales. Les étudiants sont entraînés à exercer leur raisonnement clinique et leur réflexion critique. La formation a pour objectif de former des professionnels compétents et autonomes :

- capables d'intégrer plus rapidement de nouveaux savoirs ;
- sachant s'adapter à des situations variées.

La formation est structurée autour de l'étude de situations donnant aux étudiants l'occasion de travailler trois paliers d'apprentissage :

- comprendre : l'étudiant acquiert les savoirs et savoir-faire nécessaires à la compréhension des situations ;
- agir : l'étudiant mobilise les savoirs et acquiert la capacité d'agir et d'évaluer son action ;
- transférer : l'étudiant conceptualise et acquiert la capacité de transposer ses acquis dans des situations nouvelles.

L'UE 2.1

Cette unité d'enseignement est une ressource (la première) de la compétence 4 : Mettre en œuvre des actions à visée diagnostique et thérapeutique. « Elle contribue à donner aux étudiants une base scientifique sur laquelle ils devront s'appuyer pour la suite de leur formation » qui les aide à :

- identifier les éléments constitutifs du vivant et les niveaux d'organisation de l'organisme humain ;
- faire le lien avec l'anatomie, la physiologie et l'homéostasie des systèmes organiques et psychiques (UE 2.2) ;
- identifier et comprendre les processus pathologiques (UE 2.4 à 2.9) ;
- comprendre la pharmacologie et les thérapeutiques (UE 2.11) ;
- analyser les situations cliniques ;
- mettre en œuvre les thérapeutiques et contribuer au diagnostic médical.

Figure 1 Niveau d'organisation de l'organisme humain

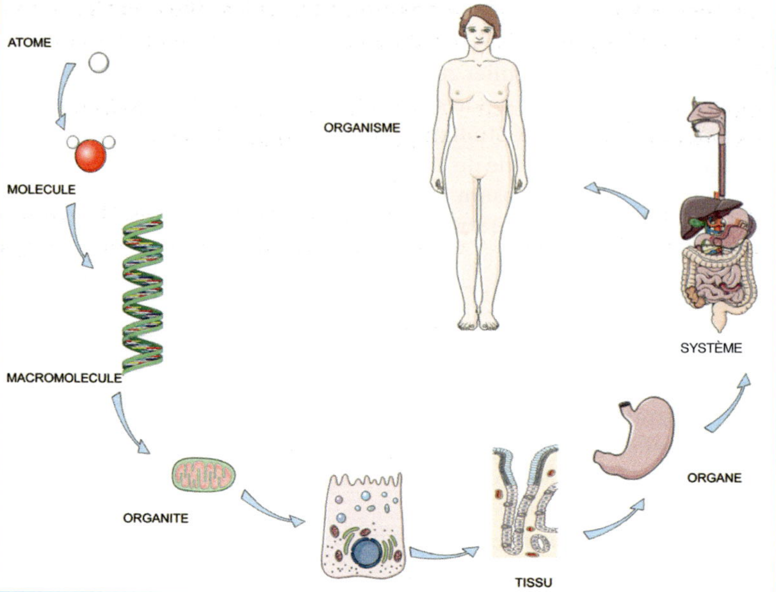

La figure 1 montre les différents niveaux d'organisation de l'organisme humain. Chacune des fonctions de l'organisme est le résultat d'une multitude de processus moléculaires et cellulaires, aujourd'hui en grande partie élucidés. L'approche, résolument scientifique des enseignements de cette unité, est de permettre une meilleure compréhension des processus moléculaires et cellulaires qui sous-tendent les mécanismes physiologiques afin de mieux en appréhender les dysfonctionnements rencontrés dans les situations cliniques.

L'ouvrage

La pédagogie de cet ouvrage s'appuie sur notre expérience de mise en œuvre de l'UE et notre constat de l'insuffisance d'outil pédagogique. Structurée à partir de la fiche pédagogique de l'UE (objectifs, contenus et modalités d'évaluation), elle est basée sur le référentiel : « Le parcours de formation tient compte de la progression de chaque étudiant dans sa manière d'acquérir les compétences. » Elle tient compte de l'hétérogénéité des étudiants et de l'absence d'habitude des intervenants universitaires à faire face à un tel public. En effet, certains étudiants ont une formation scientifique récente (baccalauréat S ou formation universitaire), d'autres ont un baccalauréat général ou un baccalauréat sciences et techniques sanitaires et sociales, d'autres, enfin, ont quitté le cursus scolaire depuis plusieurs années (reconversion professionnelle, aides-soignants). Certains étudiants ont oublié le sens de « chimie », « atomes », « molécules »... Cette première UE représente, pour eux, un coût cognitif déterminant dans la suite de leur formation.

Les plus de l'ouvrage

Préambule, prérequis

Les aspects chimiques, parfois difficiles, ne doivent pas freiner ces nouvelles perspectives offertes aux étudiants des IFSI. Afin de permettre à chacun une assimilation adaptée des connaissances, nous proposons un préambule pour aider les moins scientifiques à aborder sereinement le chapitre considéré.

Partie « Applications professionnelles » et encadrés

- Les encadrés et les parties « Applications professionnelles » illustrent les connaissances abordées par des exemples physiologiques, diagnostiques, thérapeutiques et dans des situations cliniques.
- Les « Applications professionnelles » aident les formateurs des IFSI à construire les temps de travaux dirigés reliant les bases scientifiques à la pratique clinique.

Vous trouverez à la fin de l'ouvrage un article dont l'analyse peut aussi bien introduire l'UE que la conclure par la mobilisation des connaissances acquises au cours des enseignements.

Sommaire

Présentation de l'unité d'enseignement ... 3
Comprendre les niveaux organisationnels du vivant

PARTIE I Les molécules constitutives du vivant et leur fonction dans les équilibres ou déséquilibres biologiques

Introduction

Comprendre la matière : notions de chimie et physique ... 12

Cours

❶ ***Des différentes formes des éléments aux molécules*** ... 16
- **1. Les éléments du vivant** ... 16
- **2. Les ions** ... 16
- **3. La liaison covalente et la molécule** ... 17

❷ ***L'eau et les macro-éléments minéraux*** ... 19
- **1. L'eau** ... 19
  - A. La répartition de l'eau ... 20
  - B. Les rôles de l'eau ... 20
    - 1. Un solvant ... 20
    - 2. Les autres rôles ... 21
- **2. Les macro-éléments minéraux** ... 22

❸ ***Les molécules organiques et la vie*** ... 24
- **1. Introduction** ... 24
- **2. Les glucides** ... 24
  - A. Les oses ... 24
  - B. Les diholosides ... 26
  - C. Les polyosides ... 27
- **3. Les protides** ... 29
  - A. Les acides aminés ... 29
  - B. Les peptides ... 31
  - C. Les protéines ... 32
    - Les enzymes ... 32
- **4. Les lipides et les stérols** ... 35
  - A. Les lipides au sens strict ... 35
    - 1. Les acides gras ... 35
    - 2. Les triglycérides ... 36
    - 3. Les phospholipides ... 37
  - B. Les stérols ... 37

❹ ***Les micronutriments*** ... 39
- **1. Les oligo-éléments** ... 39
- **2. Les vitamines** ... 39

Applications professionnelles et situation clinique

❺ ***Applications professionnelles*** ... 42
- **1. Des atomes à l'hôpital** ... 42

A. L'iode, un atome aux multiples facettes ... 42
B. Le mercure, un atome qui fait « travailler du chapeau » ! ... 44
2. **Des molécules à l'hôpital** ... 45
Le peroxyde d'hydrogène (eau oxygénée) ... 45
1. Définitions ... 45
2. Le rôle du peroxyde d'hydrogène ... 45
3. **Hydrogène, pH et IRM : quand le plus petit des éléments devient l'un des plus importants** ... 46
A. Le pH ... 46
B. L'IRM ... 47
1. L'étape 1 ... 47
2. L'étape 2 ... 47
3. L'étape 3 ... 47
4. **Les enzymes ALAT et ASAT, un outil de diagnostic** ... 48

6 *Situation clinique* ... 49
Exercice **Un calcul de concentration** ... 49
Exercice **Ionogramme** ... 50

PARTIE II La cellule

Introduction

Comprendre la cellule et les échanges : notions de cytologie et de biochimie ... 52

Cours

7 *L'organisation de la cellule* ... 56
1. **La place de la cellule dans le vivant** ... 56
2. **La cellule eucaryote animale** ... 56
A. De la structure à l'ultrastructure, une question de microscopie ... 56
B. La relation structure/fonction des différents constituants cellulaires eucaryotes ... 58
1. La membrane plasmique ... 58
2. Le noyau ... 59
3. Le cytosol ... 60
4. Le réticulum endoplasmique ... 60
5. L'appareil de Golgi ... 60
6. La mitochondrie ... 60
7. Le cytosquelette ... 61
3. **La relation structure/fonction des différents constituants cellulaires procaryotes** ... 62
4. **Les échanges avec le milieu extérieur** ... 63
A. Les phénomènes de diffusion simple, facilitée et de transport actif ... 64
1. La diffusion simple ... 64
2. Le transport passif facilité ... 64
3. Le transport actif ... 66
B. Les phénomènes vésiculaires ... 66

8 *Le métabolisme cellulaire* ... 68
1. **Généralités sur le métabolisme** ... 68

2. Le métabolisme des acides nucléiques ... 68
3. Le métabolisme énergétique ... 70
A. L'ATP ... 70
B. Les rôles des micronutriments ... 71
C. La formation d'ATP à partir du glucose ... 71
1. La production d'ATP dans le cytosol ... 71
2. La régénération anaérobie du NAD^+ dans le cytosol, la fermentation ... 71
3. La régénération aérobie du NAD^+ dans la mitochondrie, la respiration ... 72
D. La formation d'ATP à partir des lipides ... 73
E. Les principales voies anaboliques ... 73
9 *La vie des cellules somatiques et germinales* ... 74
1. La place des cellules somatiques et germinales dans le cycle de vie ... 74
2. Le cycle cellulaire des cellules somatiques ... 74
A. L'interphase ... 74
B. La mitose ... 75
C. La régulation du cycle cellulaire ... 77
3. La production des gamètes : la méiose ... 78

Applications professionnelles et entraînement

10 *Applications professionnelles* ... 81
1. Certaines résistances aux antibiotiques cachent une enzyme ... 81
2. Le caryotype, exemple de la trisomie 21 ... 82
11 *Entraînement* ... 83
Exercice La pression osmotique et la perfusion ... 83

PARTIE III L'organisation multicellulaire et la communication intercellulaire

Introduction

Comprendre ... 87

Cours

12 *L'organisation tissulaire* ... 88
1. Les différents types de tissus ... 88
2. Les tissus épithéliaux ... 88
3. Les tissus conjonctifs ... 90
4. Les tissus musculaires ... 92
5. Le tissu nerveux ... 92
13 *La communication intercellulaire* ... 93
1. La communication par contact ... 93
2. La communication à distance ... 94
A. Les récepteurs ... 95
1. Les récepteurs membranaires ... 95
2. Les récepteurs cytoplasmiques ... 99
B. La communication endocrine ... 100
C. La communication par neurotransmetteur ... 100
D. La communication paracrine et autocrine ... 101

Applications professionnelles

⓮ *Applications professionnelles* 102
1. Matrice extracellulaire déficiente et viscosupplémentation 102
2. Le monoxyde d'azote (NO), de la biologie fondamentale à l'AMM 103
3. L'histologie des cancers, l'état de différenciation et la terminologie médicale 103

PARTIE IV Le neurone, la transmission de l'influx nerveux et la contraction musculaire

Introduction

Comprendre 106

Cours

⓯ *Le neurone et la transmission de l'influx nerveux* 108
1. Les aspects cytologiques et histologiques 108
2. Les aspects chimiques et électriques 109
A. La fibre au repos 109
B. Le potentiel d'action 111
C. La propagation du potentiel d'action 114
D. Le franchissement des synapses neuroneuronales chimiques 115
1. La synapse excitatrice 116
2. La La synapse inhibitrice 116
⓰ *La cellule musculaire et la contraction* 119
1. La cellule musculaire striée squelettique 119
A. Les aspects cytologiques et histologiques 119
B. La jonction neuromusculaire 120
C. Le couplage excitation/contraction 122
D. Le métabolisme énergétique 125
1. À court terme 125
2. À moyen terme 125
3. À long terme 125
4. Les fibres musculaires et la fatigue musculaire 126
2. La cellule musculaire cardiaque 127
3. La cellule musculaire lisse 129

Applications professionnelles

⓱ *Applications professionnelles* 130
La prise en charge de la douleur, nociception et lidocaïne 130
A. La prise en charge de la douleur 130
B. La douleur et les anesthésiques locaux 130

Activité d'initiation ou de conclusion

● *Activité d'initiation ou de conclusion* 134

Index 138

PARTIE I

Les molécules constitutives du vivant et leur fonction dans les équilibres ou déséquilibres biologiques

Introduction

Comprendre la matière : notions de chimie et physique

« Le noyau de l'hydrogène, ou proton, porte une charge électrique positive. Celui-ci a un compagnon, le neutron, qui est neutre électriquement et a sensiblement la même masse ($1,67 \times 10^{-27}$ kg). Tous deux s'associent de façon très compacte pour constituer les noyaux qui sont au cœur des atomes peuplant notre univers. Ils s'entourent d'un cortège d'électrons dont la charge compense exactement celle des protons. En effet, la matière est neutre sinon elle exploserait en raison de la répulsion qu'exercent l'une sur l'autre des charges de même signe, positif ou négatif. Il faut avoir en tête l'échelle des dimensions. Le diamètre d'un atome est voisin d'un centième de millionième de centimètre. Celui d'un noyau d'atome est cent mille fois plus petit. On voit donc que presque toute la masse d'un atome est concentrée en un noyau central et que, loin sur la périphérie, se trouve un cortège qui est fait de particules de charge électrique négative, les électrons. C'est ce cortège seul qui gouverne le contact des atomes entre eux et donc tous les phénomènes perceptibles de notre vie quotidienne, tandis que les noyaux, tapis au cœur des atomes, en constituent la masse. L'addition des protons et de neutrons se fait de façon telle que leur nombre est sensiblement le même... Les électrons qui orbitent autour du noyau sont en nombre égal à celui des protons. »

Georges Charpak, Dominique Saudinos
Physicien français, prix Nobel de physique 1992
Extrait du livre *La vie à fil tendu*, éd. Odile Jacob, 1993

L'organisation de la matière

Ces quelques phrases de Georges Charpak résument simplement les fondements de la matière. On y découvre que le noyau de l'hydrogène est composé d'un proton chargé positivement, étroitement lié à un neutron non chargé. Leur masse sensiblement identique constitue la masse de l'atome qu'ils composent. Autour de ce noyau gravitent des électrons (dont la masse est négligeable face à celle d'un proton) qui, de par leur nombre, rendent l'ensemble neutre. Sans cette neutralité les forces de répulsion provoqueraient l'explosion de la matière !

Exemple

Prenons comme exemple le carbone dont le noyau est constitué de six neutrons et six protons autour desquels gravitent six électrons.

Figure 2 Structure de l'atome de carbone

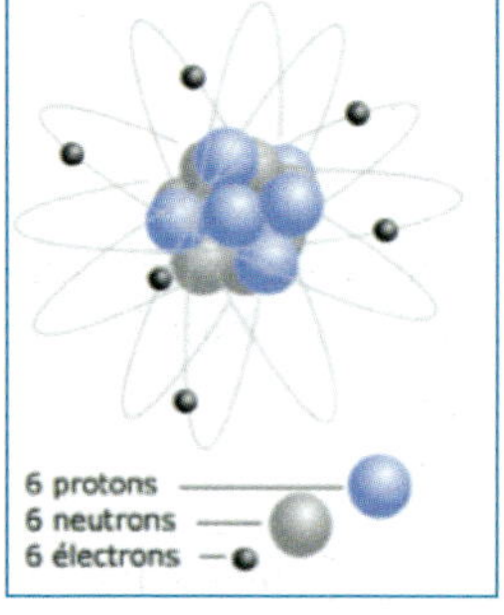

Afin de simplifier la lecture des éléments, une règle d'écriture est utilisée :

$${}^{A}_{Z}X$$

Dans cette écriture, l'élément de symbole X possède un noyau qui comporte A nucléons et Z protons. Le nombre N de neutrons est donné par la formule $A - Z$
Pour le carbone $A = 12$, $N = 6$ et $Z = 6$.

$${}^{12}_{6}C$$

Les isotopes

Les isotopes sont des atomes qui ont le même nombre de protons (Z) mais un nombre de neutrons différents (N).

Parfois ces isotopes sont radioactifs et peuvent être utilisés comme traceur en recherche biomédicale, au cours du diagnostic médical mais aussi en médecine thérapeutique (*voir* Applications professionnelles).

Exemple

Le carbone 14 est l'un isotope du carbone dans lequel Z = 6, N = 8 et A = 6 + 8 = 14.

$$^{14}_{6}\mathrm{C}$$

Il existe trois isotopes de l'hydrogène : le protium (^{1}H), le deutérium (^{2}H) et le tritium (^{3}H).

Georges Charpak, dans l'extrait du livre ci-dessus, décrit le deutérium. Cependant, l'hydrogène le plus abondant et que l'on retrouve dans l'organisme est le protium : il possède un proton et un électron, mais pas de neutron.

La liaison entre les atomes et les ions

« C'est ce cortège seul qui gouverne le contact des atomes entre eux et donc tous les phénomènes perceptibles de notre vie quotidienne. »

Georges Charpak

Les électrons sont répartis autour du noyau en formant des couches. La couche la plus éloignée est, pour la majorité des atomes (à l'exception des gaz rares), incomplètement remplie et donc assez instable. Afin d'augmenter leur stabilité, certains atomes vont tenter de gagner, perdre ou partager des électrons pour compléter ou vider cette couche.

Lorsque l'atome gagne ou perd un ou plusieurs électron(s), il devient un ion. Quand il partage des électrons avec un autre atome, il forme une liaison covalente créant une molécule.

Les fonctions ou groupements particuliers

L'association de certains atomes crée des groupements qui possèdent des propriétés particulières. Ainsi, la liaison d'un atome de carbone à un atome d'oxygène lui-même lié à un atome d'hydrogène constitue la fonction **alcool**.

Lorsque tous les éléments et toutes les liaisons sont représentés, on parle de **formule développée**. On peut aussi représenter la molécule par groupement, on parle alors de **formule semi-développée**. La **formule brute** dénombre les atomes qui composent la molécule.

La formule brute ne donne pas suffisamment d'éléments sur la molécule et l'on conçoit aisément que deux molécules puissent avoir la même formule brute et des formules développées différentes ; dans ce cas, on parle d'**isomères**.

Figure 3 Formule développée de l'éthanol (alcool présent dans les boissons alcoolisées) montrant la fonction alcool

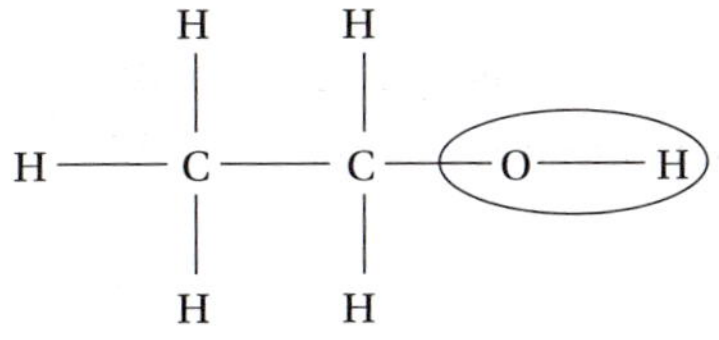

Figure 4 Différentes représentations de la molécule d'éthanol

Formule développée

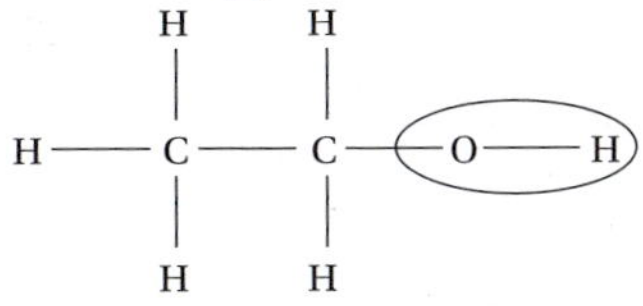

Formule semi-développée : CH_3-CH_2-OH

Formule brute : C_2H_6O

Exemple

À partir de la formule brute de l'éthanol, on peut également obtenir la formule semi-développée d'un isomère, l'éther méthylique.

Formule brute éthanol C_2H_6O

CH_3-CH_2-OH éthanol ← → CH_3-O-CH_3 éther méthylique

Les principales fonctions retrouvées dans les molécules du vivant sont : les cétones, l'acide carboxylique, les aldéhydes, les alcools, les amines et les phosphates.

Figure 5 Principales fonctions retrouvées dans les molécules du vivant

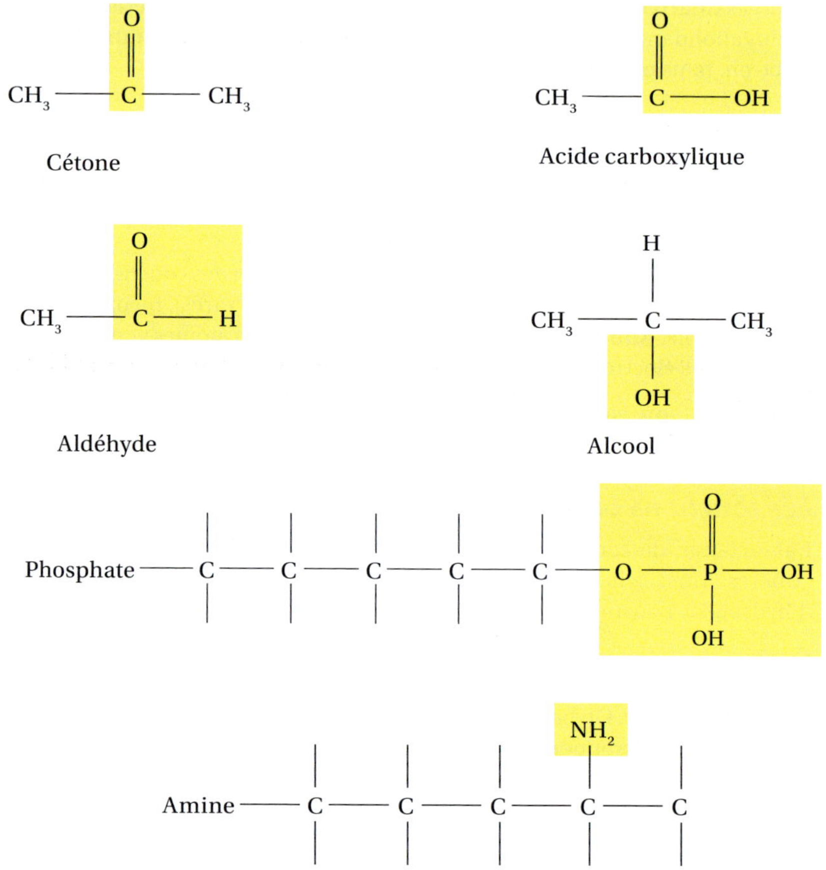

Remarque : afin de simplifier l'écriture des molécules, on remplace souvent une partie non intéressante pour l'explication par « R » pour « radical ». Lorsque plusieurs R sont présents sur une molécule, des numéros sont attribués à chaque R : on les note alors R_1, R_2, R_3…

La réaction chimique et la notion d'équilibre chimique

« Rien ne se perd, rien ne se crée, tout se transforme. »

Cette célèbre phrase du chimiste français **Antoine Lavoisier** résume la conservation de la masse au cours d'une réaction chimique. La réaction chimique correspond à la transformation d'espèces chimiques (atomes, ions et molécules) appelées alors des **réactifs** en d'autres espèces appelées **produits**.

Certaines réactions sont totales, et tous les réactifs sont consommés pour être transformés en produits.

C'est le cas de la dissolution du chlorure de sodium (NaCl = sel de table) dans l'eau.

$$NaCl + H_2O \rightarrow Na^+ + Cl^- + H_2O$$

Mais un grand nombre de réactions évolue jusqu'à atteindre un état d'équilibre.

Exemple

Prenons l'exemple de l'acide carbonique (H_2CO_3) qui intervient dans la régulation du pH sanguin.

$$H^+ + HCO_3^- \rightleftarrows H_2CO_3 \rightleftarrows H_2O + CO_2$$

On note la présence d'une double flèche qui indique que la réaction peut avoir lieu dans les deux sens. À l'équilibre, les concentrations de toutes les espèces chimiques ne varient plus en fonction du temps. L'état d'équilibre n'est pour autant pas statique mais hautement dynamique. En effet, même si les concentrations ne changent pas, la réaction continue dans tous les sens avec, au même moment, autant d'espèces apparues que disparues.

Dans cet exemple, si l'on décide d'ajouter une espèce chimique à cet état d'équilibre, nous allons créer transitoirement un déséquilibre. Si nous ajoutons des H^+, le système va tenter de revenir à un nouvel équilibre : pour cela il devra consommer une partie de l'excès de H^+. Le moyen pour le système de diminuer la quantité de H^+ sera alors de les transformer en H_2CO_3, lui-même partiellement transformé en H_2O et CO_2.

En conclusion, lorsqu'on ajoute une espèce chimique à un état d'équilibre, on pousse la réaction dans le sens de la consommation de cet excès.

1

Des différentes formes des éléments aux molécules

Les biomolécules sont les constituants du vivant. Au sens strict, seules les molécules organiques (qui possèdent au moins un atome de carbone) sont des biomolécules. Par extension, le terme de biomolécule est utilisé pour désigner une molécule qui participe au processus métabolique et à l'entretien d'un organisme vivant. Au sens large, les biomolécules comprennent les molécules organiques et les minéraux.

1 Les éléments du vivant

Les éléments constitutifs du vivant sont classés dans le tableau suivant par ordre d'importance (quantité).

Éléments constitutifs du vivant classés par ordre d'importance

Nom de l'élément	Symbole	Terminologie médicale
Oxygène	O	Oxy, ox (ex. : oxygénothérapie)
Carbone	C	
Hydrogène	H	
Azote	N	Azot (ex. : azoturie)
Calcium	Ca	Calc (ex. : calciurie)
Phosphore	P	Phospho (ex. : phosphorémie)
Potassium	K	Kali (ex. : kaliopénie)
Soufre	S	
Sodium	Na	Natr (ex. : natriurétique)
Chlore	Cl	Chlor (ex. : chlorémie)
Magnésium	Mg	Magnés (ex. magnésémie)
Iode	I	Iod (ex. : iodothérapie)
Fer	Fe	Sidér (ex. : sidéroblaste)

2 Les ions

L'ion est un atome qui a gagné ou perdu un ou plusieurs électrons. Il perd alors sa neutralité et portera une charge positive ou négative.

Par exemple, le sodium (Na) est capable de perdre un électron : il devient alors un cation, le Na^+.

Un atome qui gagne ou perd un, deux ou trois électrons, est appelé respectivement ion monovalent, bivalent ou trivalent.

Figure 6 Représentation de l'ionisation

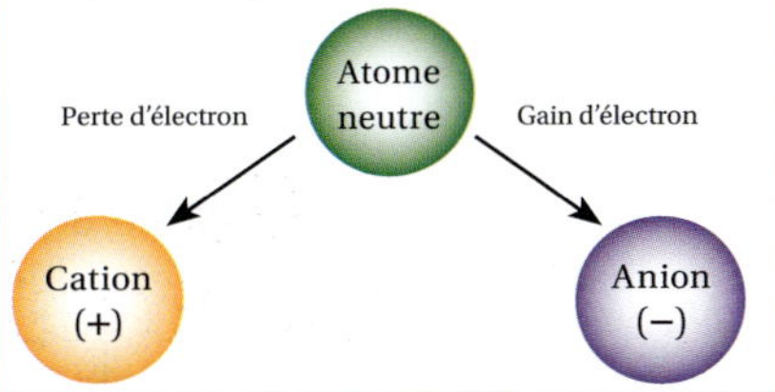

Principaux ions monovalents, divalents et trivalents

Forme ionique	Ions
Monovalent	Na^+, K^+, Cl^-, HCO_3^- (hydrogénocarbonate)
Bivalent	Ca^{2+}, Mg^{2+}, SO_4^{2-} (sulfate), HPO_4^{2-}(hydrogénophosphate)
Trivalent	PO_4^{3-}(phosphate)

3 La liaison covalente et la molécule

Les atomes sont capables, afin d'augmenter la stabilité de leurs couches d'électrons, de former des **liaisons covalentes**. L'association covalente de plusieurs atomes est appelée **molécule**.
Chaque atome partage un électron d'une de ses couches externes afin de former un doublet d'électrons liant les deux atomes.
Dans l'exemple de l'eau, un atome d'oxygène met en commun deux électrons avec deux atomes d'hydrogène (protium). Chaque doublet est appelé **liaison covalente** simple.

Figure 7 Formation des liaisons covalentes de la molécule d'eau

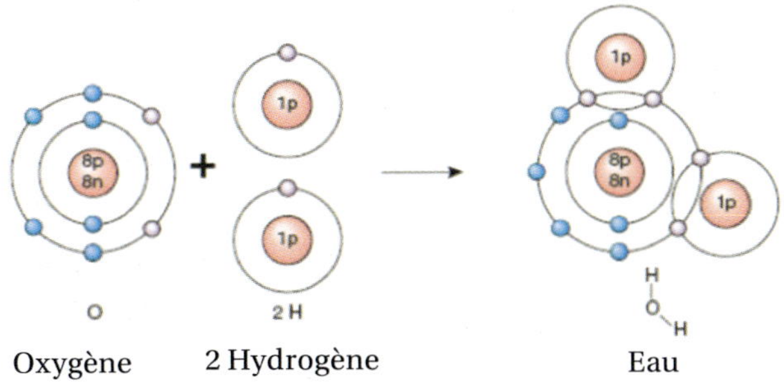

Parfois les atomes partagent deux ou trois paires d'électrons, on parle alors de liaison double ou liaison triple. Plus le nombre de liaisons augmente et plus l'énergie à fournir pour les séparer est importante.

La figure 8 représente l'une des particularités des liaisons covalentes. En effet, les électrons ne sont pas toujours partagés de façon équitable car certains atomes ont plus tendance à attirer les électrons que d'autres. Par exemple, l'atome d'oxygène attire les électrons des liaisons et crée une dissymétrie dans le partage. On peut donc considérer que les électrons sont plus proches de l'oxygène, qui sera alors légèrement chargé négativement (δ^-), que des atomes d'hydrogène légèrement chargés positivement (δ^+). La polarisation de la liaison covalente fait de l'eau une **molécule polaire**.

Figure 8 Molécule d'eau (modèle moléculaire)

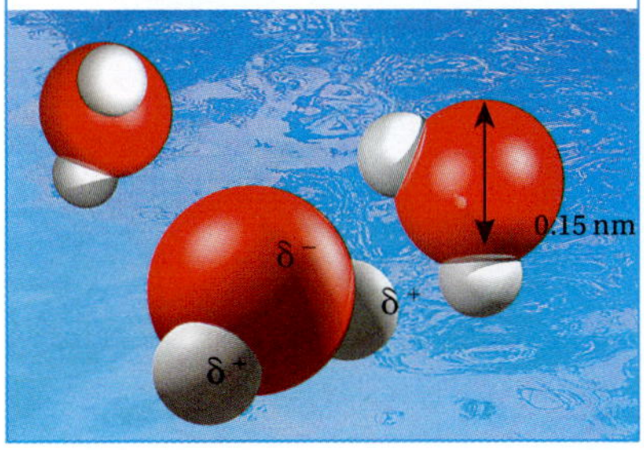

Les molécules, à travers leurs atomes faiblement chargés peuvent former un nouveau type de liaisons dites **liaisons hydrogènes** (par attraction des charges opposées δ^+/δ^-). Ces liaisons sont facilement rompues et appartiennent aux **liaisons faibles** contrairement aux liaisons covalentes qui sont des liaisons fortes.

Plus une molécule possède de **liaisons polarisées** et plus elle est **polaire**; devenant alors capable d'interagir avec l'eau, elle est dite **hydrophile**.

Figure 9 Liaison hydrogène

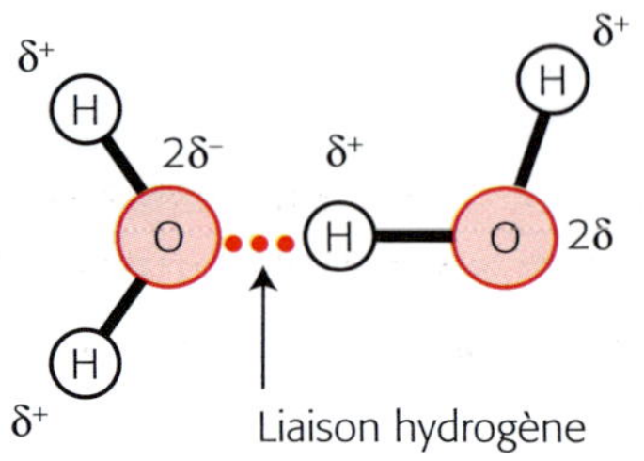

La liaison hydrogène est le fait de l'attraction entre les H (δ^+) et les O (δ^-).

Les atomes de la liaison H sont alignés.

Phile : affinité pour.
Phobe : répulsion pour.

2

L'eau et les macro-éléments minéraux

1 L'eau

A La répartition de l'eau

L'eau est le principal constituant du corps humain. La quantité moyenne d'eau contenue dans un organisme adulte est de 65 %, soit environ 45 L d'eau pour une personne de 70 kg.

La quantité d'eau par organe est variable et dépend de la fonction et de l'âge de l'individu.

Proportion d'eau par organe

Organe	% d'eau
Rein	81
Cœur	78
Poumon	78
Cerveau	75
Muscle	75
Tube digestif	75
Peau	70
Os	22
Ivoire des dents	1

Proportion d'eau selon l'âge

Âge	% d'eau
Embryon (3 jours)	94
Nourrisson	75
Adulte	65
Personne âgée	55

Dans l'organisme, l'eau est présente dans les cellules (compartiment intracellulaire) et à l'extérieur des cellules (compartiment extracellulaire). Le milieu extracellulaire est composé du liquide dans lequel baignent les cellules, le liquide interstitiel ou lymphe interstitielle, et le liquide dans lequel baignent les cellules du sang, le plasma.

Figure 10 Répartition de l'eau dans l'organisme

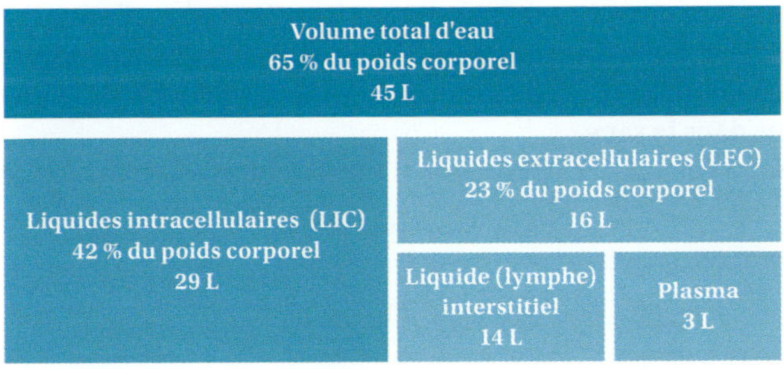

VOLÉMIE ET ÉTAT DE CHOC !

La volémie est le volume sanguin total de l'organisme (plasma et éléments figurés) ; sa valeur est de 65 à 75 mL/kg. L'hypovolémie est définie comme une diminution du volume sanguin total circulant, liée à des pertes sanguines (hémorragie ou à des pertes plasmatiques fonctionnelles), digestives (diarrhées), cutanées (sudation intense), rénales (polyurie) ou fuite dans le tissu interstitiel (œdème).

L'hypovolémie peut conduire à une défaillance cardio-circulatoire, l'état de choc (qui peut être d'origine hypovolémique, cardiogénique ou septique) qui apparaît lorsque la pression artérielle systolique est inférieure à 90 mmHg ou par une baisse d'au moins 30 % de cette pression chez un hypertendu connu. Les signes cliniques sont les suivants :

- collapsus = chute importante et brutale de la pression artérielle ;
- tachycardie (pouls rapide et filant) ;
- signes liés à l'hypoperfusion tissulaire : polypnée, cyanose, marbrures (genoux) et oligurie voire anurie.

L'infirmier doit être en mesure d'interpréter ces signes et de mettre en place les réponses adaptées :

- alerter le service de réanimation ;
- allonger le patient ;
- assurer son oxygénation ;
- poser un abord veineux périphérique ;
- préparer la pose de la voie veineuse centrale ;
- assurer le suivi des paramètres physiologiques : saturation, pression artérielle, température...

Dans le cas de l'état de choc hypovolémique, le traitement repose sur le remplissage vasculaire.

Éléments figurés : cellules du sang, érythrocytes (= globules rouges = hématies), leucocytes (= globules blancs) et thrombocytes (= plaquettes).
Cardiogénique : dont l'origine est cardiaque.
Septique : se dit de tout ce qui est souillé ou provoqué par des micro-organismes pathogènes.
Systole : phase de contraction du cœur.
Polypnée : respiration saccadée, accélérée, avec des inspirations de petits volumes.
Anurie : absence complète ou quasi complète d'émission d'urine.
Oligurie : diminution de la quantité d'urine émise pendant une durée de 24 heures.
Cyanose : coloration bleue de la peau suite à la diminution de la quantité de dioxygène transportée dans le sang.
Remplissage vasculaire : perfusion d'une solution assurant l'augmentation de la volémie.

B *Les rôles de l'eau*

1. Un solvant

L'eau est un **solvant** très efficace dans la dissolution des substances polaires dites hydrophiles. Parmi ces substances, on retrouve les glucides, un grand nombre de protéines et les minéraux. Cette activité est le résultat de la forte polarisation des liaisons covalentes liant les atomes d'hydrogène et d'oxygène (fig. 11). Les atomes sont alors capables de réaliser des liaisons hydrogènes avec les molécules d'eau ce qui permet leur dissolution.

Figure 11 Interactions responsables de la dissolution du NaCl dans l'eau

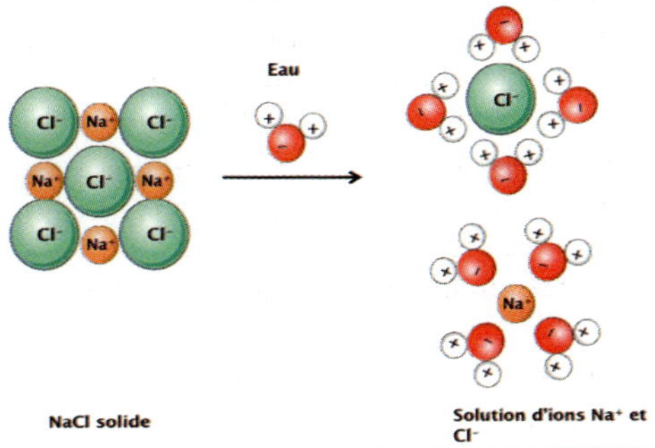

Exemple

Dans le cas du chlorure de sodium (NaCl), les ions Na^+ et Cl^- en solution sont appelés électrolytes car, chargés, ils sont conductibles.

DÉTERMINATION DU SOLVANT À UTILISER

Le caractère polaire ou apolaire du soluté détermine le solvant à utiliser. Ce paramètre pose d'emblée le problème de l'utilisation de solutés apolaires en médecine lorsque l'on sait que l'eau compose 65 % de l'organisme. Ainsi, lorsque l'industrie pharmaceutique découvre une molécule active, il est parfois nécessaire de la rendre hydrophile en ajoutant des groupements polaires, sans diminuer l'activité, ni l'absorption (franchissement de la partie hydrophobe des membranes). Cependant, les principes actifs des médicaments demeurent globalement relativement hydrophobes.

Soluté : substance dissoute dans un solvant.

Après dissolution d'une substance dans l'eau, on peut définir une concentration. La concentration correspond à la quantité de matière (en gramme ou mole de soluté) contenue dans un volume précis (le plus souvent le litre de solvant). La concentration est déterminée à l'aide de la formule suivante :

$$C_m = \frac{m}{V} \text{ ou } C_n = \frac{n}{V}$$

C_m : concentration massique, en gramme par litre (g/L).
C_n : concentration molaire, en mole par litre (mol/L).
m : masse, en gramme (g).
n : nombre de moles, en mole (mol).
V : volume, en litre (L).
Il est possible de passer d'une concentration à l'autre lorsque l'on connaît la masse molaire du soluté.

$$n = \frac{m}{M}$$

n : nombre de moles, en mole (mol).
m : masse, en gramme (g).
M : masse molaire, en gramme par mole (g/mol)

$m = n \times M$

si $C_m = \frac{m}{V}$

Alors $C_m = \frac{n \times M}{V}$ ou $C_m = \frac{n}{V} \times M$

Or $C_n = \frac{n}{V}$

Donc

$$\mathbf{C_m = C_n \times M \text{ et } C_n = \frac{C_m}{M}}$$

2. Les autres rôles

L'eau intervient également dans les réactions biochimiques, notamment les réactions d'hydrolyse (coupure par l'eau). L'eau est aussi un produit du catabolisme énergétique (voir métabolisme).

Figure 12 Principe de l'hydrolyse

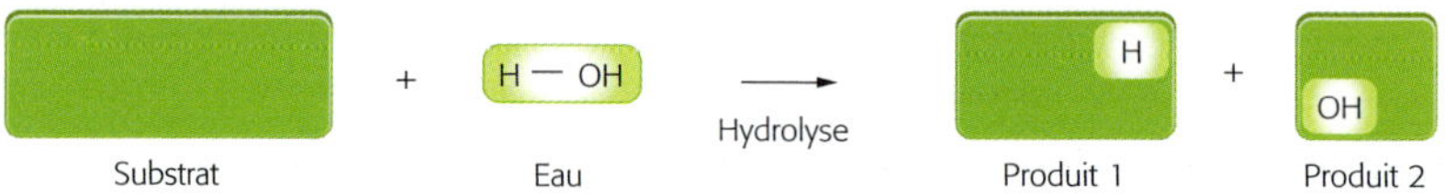

2 Les macro-éléments minéraux

Les macro-éléments minéraux sont des atomes ou molécules ioniques qui participent à la constitution de l'organisme.

Attention
Le préfixe macro fait référence à la quantité et non à la taille des éléments.

Le plus abondant est le calcium qui entre dans la constitution des os.

Macro-éléments minéraux classés par importance et leur localisation dans l'organisme

Nom	Symbole	Ions	Proportion*	Localisation dans l'organisme
Calcium	Ca	Ca^{2+}	43 %	Présent en grande quantité dans les os, on le retrouve en plus petite quantité dans tout l'organisme et surtout dans le milieu extracellulaire
Phosphore	P	HPO_4^{2-}	29 %	Présent en grande quantité dans les os, on le retrouve en plus petite quantité dans tout l'organisme et surtout dans le milieu intracellulaire
Potassium	K	K^+	10 %	Il représente le principal cation intracellulaire
Soufre	S	SO_4^{2-}	9 %	Présent dans les protéines, on le trouve principalement dans le milieu intracellulaire
Sodium	Na	Na^+	4 %	Il représente le principal cation extracellulaire
Chlore	Cl	Cl^-	4 %	Il représente le principal anion extracellulaire
Magnésium	Mg	Mg^{2+}	1 %	Il participe au métabolisme, on le retrouve principalement dans le milieu extracellulaire

* Proportion par rapport à la quantité totale des minéraux dans l'organisme.

L'**ionogramme** permet d'apprécier les concentrations des différents constituants d'un liquide organique (sang, urine, liquide céphalorachidien).
L'ionogramme plasmatique fait partie des examens les plus prescrits. En association ou non avec l'ionogramme urinaire, il permet l'exploration de l'équilibre hydro-électrolytique.
Les concentrations sont souvent déterminées en milligrammes par litre (mg/L), millimoles par litre (mmol/L) ou en milliéquivalents par litre (mEq/L). Cette dernière unité rend compte de la charge (la valence) des atomes ou molécules.

La formule liant la millimole et le milliéquivalent est la suivante :
mEq = mmol × charge de l'ion

Exemple

La natrémie normale est de 145 mmol/L, soit 145 × 1 = 145 mEq/L (× 1 car Na^+ est monovalent).
La calcémie normale est de 2,5 mmol/L, soit 2,5 × 2 = 5 mEq/L (× 2 car Ca^{2+} est bivalent).

Natrémie : **concentration du cation sodium (Na^+) dans le plasma.**
Calcémie : **concentration du cation calcium (Ca^{2+}) dans le plasma.**

3

Les molécules organiques et la vie

1 Introduction

Les molécules organiques sont composées principalement de carbone et regroupent les glucides, les protides, les lipides, les acides nucléiques (ADN et ARN) et les vitamines. Les acides nucléiques ne seront pas traités dans cette partie car ils font l'objet d'une attention particulière dans l'UE 2.2.
En plus du carbone, on trouve surtout les atomes suivants : H, O, N, P et S.
La spécificité des groupes est apportée par la présence de fonctions moléculaires communes.

Exemple
Tous les acides aminés qui composent les protéines ont une molécule représentée sous la même forme.

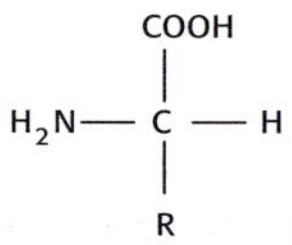

Certaines molécules correspondent à l'association covalente d'un grand nombre d'unités issues de la même famille. Chacune de ces unités est appelée un **monomère** et l'association covalente, un **polymère**. Ces molécules aux tailles importantes sont des **macromolécules**.

2 Les glucides

Les glucides sont les biomolécules les plus abondantes sur la terre. Ils sont composés (ou ont pour produit d'hydrolyse) d'une chaîne carbonée possédant des fonctions alcool et une fonction aldéhyde ou cétone. Une majorité possède la formule brute $(CH_2O)_n$ mais peut aussi contenir de l'azote, du phosphore ou du soufre. Selon leur taille, on discerne les **monosaccharides** (les **oses**), les **oligosaccharides**, composés de l'association de quelques oses comme les diholosides, et les **polysaccharides**, polymères glucidiques.

A Les oses

L'ose constitue la plus petite structure glucidique. Il s'agit d'une chaîne carbonée contenant des fonctions alcool et une fonction aldéhyde ou une fonction cétone. Après ingestion, les oses ne connaissent pas de digestion enzymatique et peuvent être directement absorbés, ce sont donc des **nutriments**.

On classe les oses en fonction du nombre de carbone qu'ils contiennent et de la fonction aldéhyde ou cétone présente. Quatre oses ont une place particulière, car ils permettent la synthèse de plusieurs glucides complexes et autres molécules : le glucose, le fructose, le galactose et le ribose.

Principaux oses, formule et classe

Nom commun	Glucose	Fructose	Galactose	Ribose
Classe	Aldohexose	Cétohexose	Aldohexose	Aldopentose
Formule brute	$C_6H_{12}0_6$	$C_6H_{12}0_6$	$C_6H_{12}0_6$	$C_5H_{10}0_5$

Ce tableau ci-dessus permet de constater que les oses sont souvent des isomères (glucose, fructose et galactose).
La figure 13 montre que le fructose et le glucose ont la même formule brute mais une formule semi-développée différente.

Figure 13 Formule demi-développée du glucose et du fructose

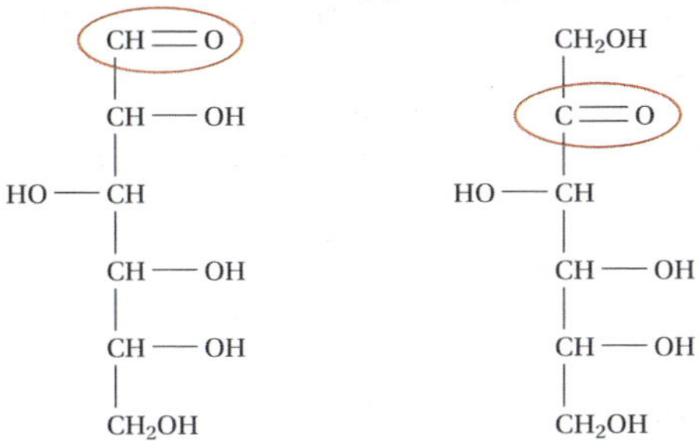

Les oses se cyclisent spontanément. Leur forme est en général schématisée par un hexagone (fig. 15). C'est le cas par exemple du glucose (fig. 14).

Figure 14 Modèle compact et formule cyclique du glucose

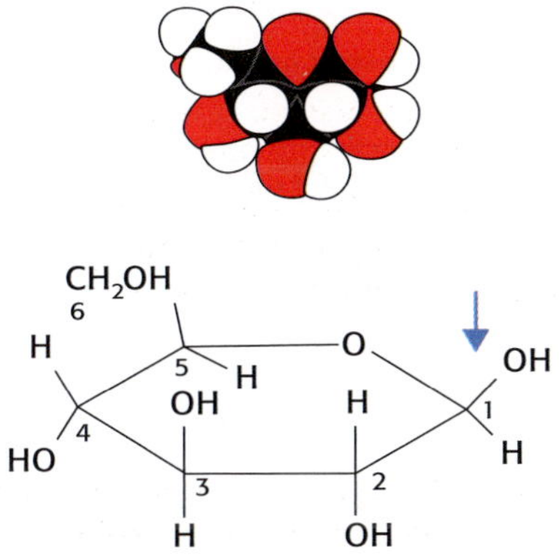

Figure 15 Représentation schématique des hexoses

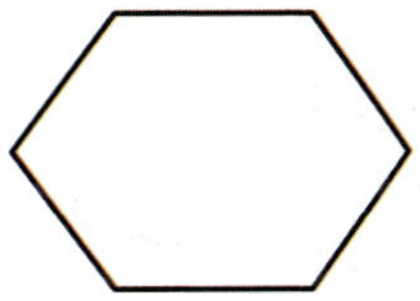

Les oses sont polaires et hydrophiles. Leur transport dans le plasma ne pose donc pas de problème.
Le glucose est le substrat énergétique privilégié de toutes les cellules de l'organisme. Il est indispensable que sa concentration reste stable dans le plasma afin d'assurer en permanence un bon niveau de perfusion des tissus. Le maintien de la concentration du glucose dans le plasma (glycémie) fait l'objet d'une régulation fine.

Exemple
La glycémie

On sait que la glycémie normale, à jeun, est de 0,90 g/L et on souhaite déterminer la concentration molaire en mmol/L normale.

On sait que $m = n \times M$
Et que $C_n = \frac{n}{V}$
Alors $C_m = \frac{n \times M}{V}$ ou $C_m = \frac{n}{V} \times M$
Or $C_n = \frac{n}{V}$
Donc $C_m = C_n \times M$ et $C_n = \frac{C_m}{M}$.

Il reste à définir la masse molaire du glucose dont la formule brute est $C_6H_{12}0_6$. La masse molaire du glucose est la somme des masses de tous les atomes qui composent la molécule.

Ainsi $M_{glucose} = 6\,M_C + 12\,M_H + 6\,M_O$
Avec :
$M_C = 12$ g/mol, $M_H = 1$ g/mol et $M_O = 16$ g/mol
$M_{glucose} = (6 \times 12) + (12 \times 1) + (6 \times 16)$
$M_{glucose} = 180$ g/mol
Donc $C_n = \frac{C_m}{M} = \frac{0,9}{180} = 0,005\,00$ mol/L.
La glycémie normale est donc C_n = 5,00 mmol/L.

B Les diholosides

Les diholosides sont issus de la condensation (association) de deux oses par une **liaison osidique**.

Les trois diholosides importants sont le **saccharose**, le **lactose** et le **maltose**.

Figure 16 Liaison osidique

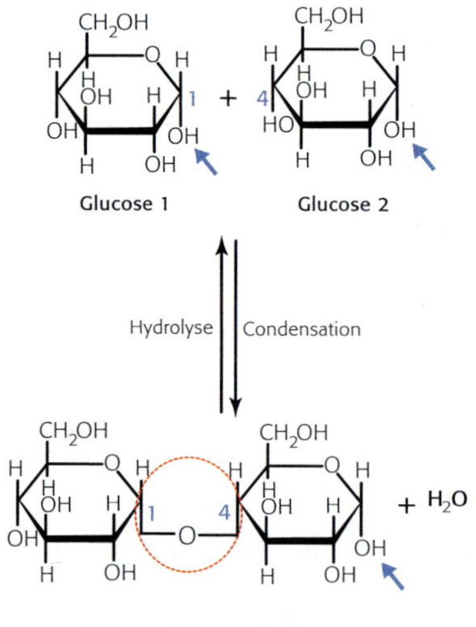

Liaison osidique reliant les deux molécules de glucose liaison $C_1 — C_4$

Figure 17 Principaux diholosides

Galactose	Glucose	Lactose
Glucose	Fructose	Saccharose
Glucose	Glucose	Maltose

Principaux diholosides, structure et origine

Nom	Structure	Origine
Saccharose	Glucose-fructose	Betterave/canne à sucre
Lactose	Galactose-glucose	Lait
Maltose	Glucose-glucose	Orge (malt)

L'hydrolyse des diholosides permet de libérer les oses.
L'utilisation du saccharose par l'industrie agroalimentaire n'est plus liée uniquement à son pouvoir sucrant, puisqu'il participe aussi à améliorer la texture de l'aliment et à prolonger sa durée de conservation.

L'Anses (Agence nationale de sécurité sanitaire de l'alimentation, de l'environnement et du travail) indique que les études nutritionnelles réalisées sur la population française montrent que la consommation d'aliments apportant des glucides simples (oses, diholosides) n'a cessé d'augmenter au cours des quinze dernières années, sauf ceux apportés par les fruits et le lait. Ce sont majoritairement les glucides simples ajoutés au cours des procédés agroalimentaires qui sont responsables de l'augmentation constatée et non ceux contenus naturellement dans les produits. Le glucose et le fructose libérés après hydrolyse sont très énergétiques et l'excès de consommation de produits à sucres ajoutés peut constituer un facteur de risque de l'obésité et de l'apparition des caries dentaires.

C *Les polyosides*

Les polyosides sont issus de la condensation d'un grand nombre d'oses par des liaisons osidiques. Ceux qui présentent un intérêt en biologie humaine sont l'**amidon**, le **glycogène** et la **cellulose**.

Ces polyosides sont des polymères du glucose. Il s'agit de longues chaînes de glucose qui, dans le cas du glycogène et de l'amidon, présentent des ramifications supplémentaires (fig. 18).

Figure 18 Structure du glycogène

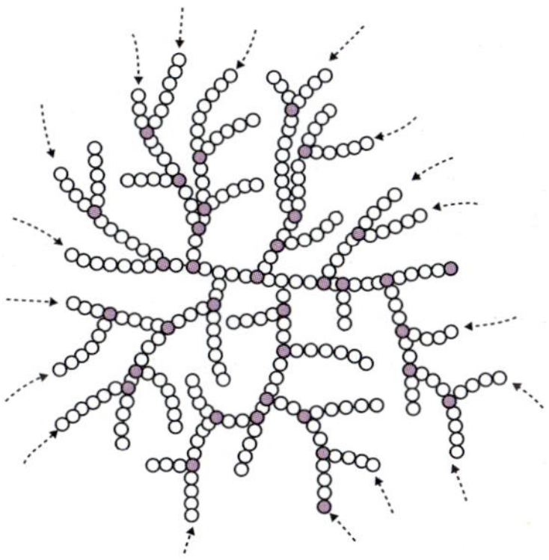

Le glucose, l'amidon et le glycogène présentent des structures assez proches même si le glycogène est plus riche en ramifications. Ces deux macromolécules sont des polymères glucidiques dans lesquels les monomères de glucose sont liés par des liaisons osidiques particulières nommées α (alpha).

L'**amidon** est la forme de stockage du glucose chez la plante et constitue la base du groupe alimentaire « féculents » (pomme de terre, riz, maïs...). Contrairement aux oses, l'amidon contenu dans les féculents doit être hydrolysé avant d'être absorbé. Au cours de la digestion, l'hydrolyse de l'amidon est accélérée par l'action des **amylases** (enzyme, *voir* Les protéines).

L'amidon est aujourd'hui très largement utilisé par l'industrie agroalimentaire comme épaississant, gélifiant, liant, stabilisant et émulsifiant (famille des additifs alimentaires E14XX). Ces additifs entrent de plus en plus dans la composition des produits dits allégés en matières grasses où ils tentent d'améliorer la texture.

Période postprandiale : après une prise alimentaire.
Dyschésie rectale : exonération difficile des selles avec des efforts importants de poussée, des manœuvres digitales et une sensation d'évacuation incomplète.

Le **glycogène** est la forme de stockage du glucose chez les animaux et chez l'homme. On le trouve principalement dans les muscles et le foie. La réserve musculaire est hydrolysée en glucose qui sera utilisé pour produire de l'énergie. Le foie stocke le glucose sous la forme de glycogène au cours des périodes postprandiales pour le libérer dans la circulation lors des baisses de la glycémie (hypoglycémie).

La **cellulose** est un polymère glucidique formé de molécules de glucose liées par des liaisons osidiques de type β. Ces liaisons ne sont pas hydrolysées par les amylases, ce qui rend la cellulose non digestible. Cette dernière est présente dans la paroi des cellules végétales, on en trouve donc en abondance dans les légumes verts et les fruits, c'est-à-dire dans le groupe alimentaire « fruits et légumes » où elle correspond aux fibres alimentaires. Ces fibres très hydrophiles peuvent se charger en eau, faciliter le transit et empêcher ainsi les troubles liés à la constipation (ralentissement du transit et déshydratation des selles), notamment sur les formes de dyschésie rectale. Les fibres alimentaires sont composées de différents polysaccharides : la cellulose, l'hémicellulose et les substances pectiques. Une petite partie de l'amidon ingéré, résistante à l'action des amylases souvent par défaut d'accès, appartient aussi aux fibres alimentaires.

AMIDON DIGESTIBLE VERSUS FIBRES ALIMENTAIRES, L'ULTIME COMBAT DES POLYSACCHARIDES !

Round 1 : impact sur l'index glycémique(IG)

L'amidon est souvent appelé, à tort, sucres lents. Cependant, même s'il présente une vitesse d'assimilation plus lente que le glucose, ce glucide possède un index glycémique (IG : quantification du pouvoir hyperglycémiant d'un aliment par rapport à un glucide de référence) extrêmement élevé, ce qui suggère qu'il a la possibilité d'augmenter rapidement, et de façon élevée, la glycémie. Par ailleurs, les substances à IG élevé paraissent avoir moins d'effets sur la satiété, et la consommation d'aliments à faible IG semble avoir un effet favorable sur la sensibilité à l'insuline. Les produits alimentaires riches en fibres (céréales complètes) possèdent des IG plus bas et permettent donc d'améliorer les phénomènes de résistance à l'insuline. Ainsi, la consommation de produits à IG élevé pourrait être un facteur aggravant la résistance à l'insuline et pouvant favoriser l'apparition d'un diabète de type 2.

Round 2 : impact sur la flore colique

Les fibres alimentaires ne sont pas digérées par les enzymes humaines et arrivent quasiment intactes dans le côlon. Les micro-organismes possèdent des enzymes (notamment des cellulases) capables d'hydrolyser les fibres. La fermentation microbienne conduit à la production de CO_2, CH_4 (méthane : hydrocarbure inflammable contribuant à l'effet de serre !) et d'acides gras volatils (AGV). L'apport de fibres contribue à augmenter le nombre de micro-organismes, ce qui assure la stimulation de l'immunité digestive et de la circulation sanguine colique, la régulation du transit et l'effet barrière antibactérien. L'amidon, à l'exception de la forme non digestible, ne présente pas l'ensemble des avantages décrits précédemment.

Néanmoins, des travaux récents montrent une augmentation de cette flore chez les sujets obèses !

Round 3 : impact sur le métabolisme des lipides
Une alimentation riche en glucides, à IG élevé, est susceptible d'augmenter la triglycéridémie et de baisser les HDL (lipoprotéine de haute densité assurant notamment le transport inverse du cholestérol). À l'inverse, une ration alimentaire riche en fibres permet, sur la durée, de réduire le taux sanguin du cholestérol total chez des sujets présentant une hypercholestérolémie.

Round 4 : impact sur les cancers coliques
Il semble qu'un des acides gras (l'acide butyrique), produit par la flore colique après ingestion de fibres, soit capable d'activer la différenciation cellulaire et de limiter la prolifération d'un grand nombre de lignées cellulaires cancéreuses coliques.

Micronutriments : nutriments qui doivent être apportés en très faible quantité.
Satiété : jusqu'à l'assouvissement total, rassasiement.
Triglycéridémie : concentration des triglycérides dans le plasma.

En conclusion, il apparaît qu'une ration alimentaire riche en fibres permette une amélioration de la résistance à l'insuline et des troubles liés à la constipation, de diminuer la cholestérolémie et de prévenir les cancers colorectaux. De plus, certains travaux montrent qu'hypertension artérielle et obésité sont inversement corrélées à l'apport en fibres alimentaires dans les pays industrialisés. Un rapport récent de la Consultation d'experts FAO/OMS sur l'alimentation, la nutrition et la prévention des maladies chroniques recommande « la consommation journalière d'au moins 400 g de fruits et de légumes (à l'exclusion des féculents tels que les pommes de terre) pour prévenir les maladies chroniques, et notamment les cardiopathies, les cancers, le diabète de type 2 et l'obésité. Pour les deux organisations du système des Nations Unies, la consommation d'une grande variété de fruits et de légumes apporte également la plupart des micronutriments nécessaires, des fibres alimentaires et quantité de substances non nutritives bénéfiques. Une consommation accrue de fruits et de légumes peut aussi aider à remplacer la consommation excessive d'aliments riches en graisses saturées, en sucre et en sel ».

3 *Les protides*

Les protides sont des biomolécules azotées qui contiennent un ou plusieurs **acides aminés**. Lorsque le nombre d'acides aminés est inférieur à cinquante, le protide est un **peptide** ; lorsque nombre est supérieur, c'est une **protéine**.

A *Les acides aminés*

Les acides aminés sont les plus petites structures protidiques et constituent les **nutriments protidiques**. Ils possèdent tous une fonction amine, une fonction acide carboxylique et un radical R (fig. 19). C'est la nature de R qui différencie les acides aminés entre eux (fig. 20).

Figure 19 Formule d'un acide aminé

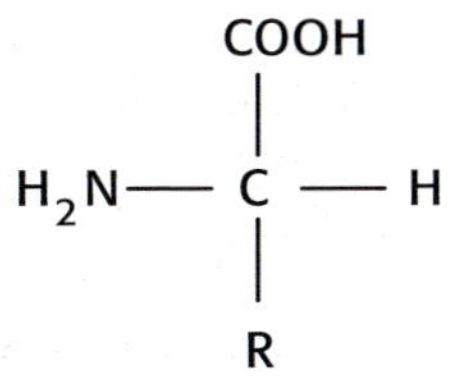

Parmi les vingt acides aminés standards, neuf sont indispensables car l'organisme ne les synthétise pas. D'autres sont parfois qualifiés de conditionnellement indispensables de par leur rôle métabolique, notamment à l'occasion de situations particulières physiologiques ou pathologiques.

Figure 20 Exemple d'acides aminés

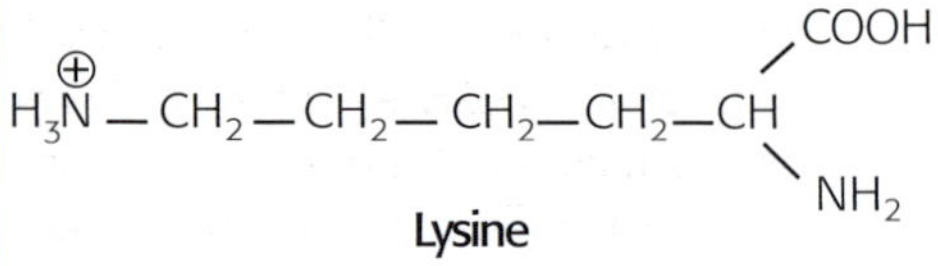

Lysine

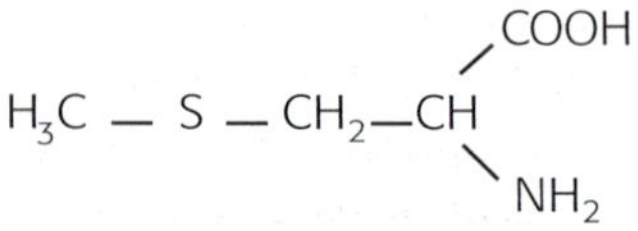

Méthionine

Acides aminés standards et caractère indispensable

Acides aminés standards	Acides aminés indispensables	Acides aminés conditionnellement indispensables
Acide aspartique Acide glutamique Alanine Arginine Asparagine Cystéine Glutamine Glycine Histidine Isoleucine Leucine Lysine Méthionine Phénylalanine Proline Sérine Thréonine Tyrosine Tryptophane Valine	Leucine Thréonine Lysine Tryptophane Phénylalanine Valine Méthionine Isoleucine Histidine	Arginine Glutamine Acide glutamique Tyrosine Cystéine

Les acides aminés entrent dans la composition des peptides et des protéines. Certains sont transformés en molécules biologiquement actives, le tableau suivant en décrit quelques exemples :

Exemple d'acides aminés d'intérêt biologique

Acides aminés	Dérivés biologiquement actifs	Rôles
Histidine	Histamine	Médiateur de l'inflammation Neuromédiateur
Tyrosine	Dopa, dopamine, noradrénaline et adrénaline	Hormone Neuromédiateur
Tryptophane	Sérotonine	Neuromédiateur

UN POISSON NOMMÉ DANGER !

Les intoxications à l'histamine sont les premières toxi-infections alimentaires liées aux produits de la pêche en France. Après la pêche, les bactéries présentes sur les poissons peuvent, lorsque les modes de conservations ne sont pas adaptés, proliférer et transformer l'histidine en histamine. Après ingestion du poisson contaminé, on observe un syndrome pseudo-allergique avec la symptomatologie suivante : rougeurs de la face et de la nuque, œdème de la face, tachycardie, hypotension, sensation de brûlures, notamment dans la bouche, nausées, vomissements, douleurs intestinales et diarrhée. Les symptômes disparaissent spontanément au bout de quelques heures. Chez certains sujets, principalement les asthmatiques, les complications peuvent aller jusqu'à la détresse respiratoire sévère.

B Les peptides

Ils résultent de la condensation de plusieurs acides aminés liés par des **liaisons peptidiques** (fig. 21).

Figure 21 Liaison peptidique

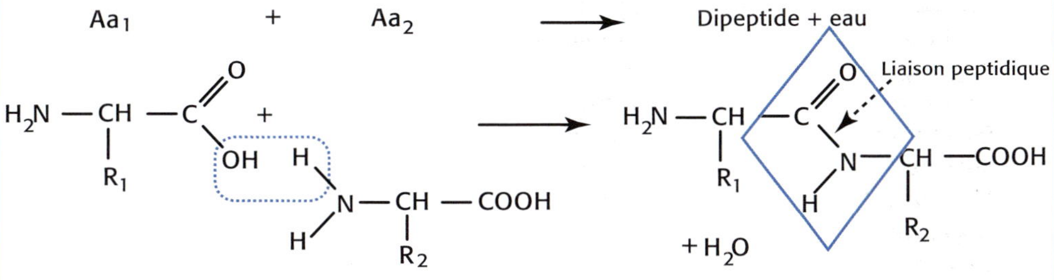

Certaines hormones, comme l'ocytocine et l'hormone antidiurétique (ADH), sont des peptides.

La séquence en acides aminés de l'ocytocine est la suivante :

Cystéine – Tyrosine – Isoleucine – Glutamine – Asparagine – Cystéine – Proline – Leucine – Glycine

L'ordre dans lequel apparaissent les acides aminés est appelé **séquence primaire**.

Parturition : action de mettre bas chez les mammifères.

OCYTOCINE ET HÉMORRAGIE DE LA DÉLIVRANCE !

L'ocytocine est l'hormone de la parturition. En effet, la dilatation du col utérin entraîne la libération d'ocytocine par l'hypothalamus, ce qui augmente les contractions du muscle utérin et facilite le travail. Lors de l'éjection du placenta (la délivrance) les contractions induites par l'ocytocine sont aussi décisives. Enfin, à la suite de la délivrance, l'utérus doit se rétracter et se repositionner : c'est encore l'ocytocine qui y contribue par son action contractile sur l'utérus. Cette étape est primordiale, car un défaut de rétractation est une cause d'hémorragie grave de la délivrance qui représente 30 % de la mortalité maternelle et constitue la première cause des décès maternels au cours de l'accouchement. Dans de tel cas, l'ocytocine, administrée par voie veineuse afin d'augmenter l'activité contractile de l'utérus en combinaison avec les manœuvres

obstétricales (délivrance artificielle), suffit à stopper l'hémorragie.
L'ocytocine participe aussi à l'éjection du lait au cours de la lactation et semble impliquée dans les comportements sociaux et émotionnels. Des travaux récents montrent un déficit en ocytocine dans le sang de patients atteints d'autisme.

C Les protéines

Lorsque la chaîne d'acides aminés est suffisamment longue, on parle de **protéine**, la limite étant située autour de cinquante acides aminés. Cette longue chaîne autorise les interactions des acides aminés entre eux, notamment par l'intermédiaire de **liaisons hydrogène**.
Ces interactions conduisent à des repliements spatiaux particuliers, appelés successivement **structures secondaire, tertiaire** et **quaternaire**.
La protéine adopte alors une conformation spatiale **fibrillaire**, comme dans le cas de la kératine (protéine du cheveu), ou **globulaire,** comme l'hémoglobine (protéine de transport des gaz dans l'organisme).
Les fonctions des protéines dans l'organisme sont nombreuses. Le tableau suivant rappelle les plus importantes.

Différentes fonctions des protéines dans l'organisme

Fonction	Exemple
Structure	Collagène
Immunité	Immunoglobulines (anticorps)
Enzymatique	Transaminases (ASAT, ALAT)
Communication	Hormone de croissance et son récepteur
Mobilité cellulaire et motricité	Actine et myosine
Régulation du cycle cellulaire	Cyclines
Transport	Hémoglobine

Les enzymes

Une **enzyme** est une **protéine** capable d'augmenter la vitesse d'une réaction biochimique. Elle porte le nom de **catalyseur biologique**. À l'instar des catalyseurs chimiques, elle se retrouve inchangée à la fin de la réaction et ne peut en modifier l'état final. La molécule qui subit l'action de l'enzyme est appelée **substrat** et la molécule issue de cette transformation, le **produit**.

$$\text{Substrat} \xrightarrow{\text{Enzyme}} \text{Produit}$$

Les enzymes sont classées selon le type de réaction qu'elles catalysent.

Classification des enzymes selon les réactions biochimiques catalysées

Type de réaction biochimique	Famille	Exemple	Rôle de l'exemple
Transfert d'électrons	Oxydoréductase	Lactate déshydrogénase	Synthèse d'acide lactique
Transfert de groupements	Transférase	ASAT et ALAT	Métabolisme des acides aminés
Hydrolyse	Hydrolase	Amylase	Hydrolyse les polymères – du glucose (amidon, glycogène)
Modification de double liaison par transfert	Lyase	Histidine décarboxylase	Synthèse de l'histamine
Isomérisation	Isomérase	UDP-glucose 4-épimerase	Transforme le glucose en galactose
Utilisation d'ATP pour créer une liaison	Ligase	Acétyl CoA carboxylase	Débute la synthèse des acides gras

Chaque enzyme est **spécifique** de son substrat et accepte des conditions physico-chimiques particulières pour agir de façon optimale. Cette spécificité dépend en grande partie de la conformation spatiale de l'enzyme (fig. 22). La température et le pH constituent les deux paramètres affectant l'action des enzymes.

Figure 22 Structure tridimensionnelle d'une toxine bactérienne

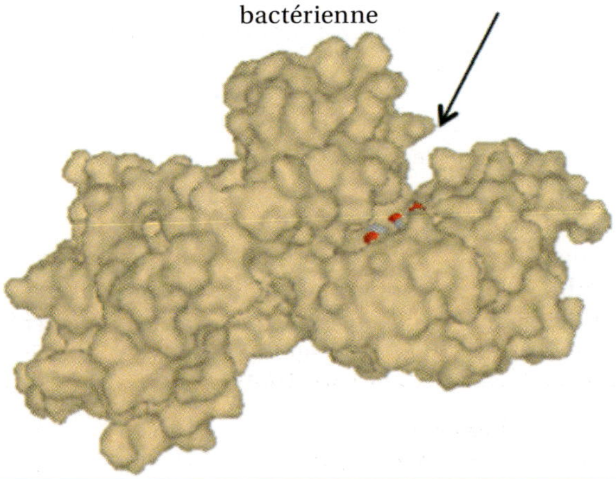

La figure 22 montre une enzyme appartenant aux toxines de *Clostridium difficile*, bactérie responsable de colites pseudomembraneuses et de diarrhées postantibiothérapie. La flèche montre une fente particulière créée par la conformation spatiale capable d'accueillir un type de substrat (spécificité). On parle souvent du modèle clé/serrure pour décrire cette spécificité de conformation.

La température optimale est en général celle de l'organisme humain, 37 °C. Le froid bloque transitoirement l'activité enzymatique alors que les températures élevées provoquent la dénaturation de la protéine, et donc la perte de la conformation spatiale. Les liaisons hydrogènes sont des liaisons faibles qui ne résistent pas à l'énergie apportée par l'élévation de la température. Malheureusement, lorsque la forme est perdue, la protéine ne peut plus la recouvrir.
Contrairement à la chaleur, le froid ne rompt pas les liaisons mais limite les mouvements moléculaires, ce qui arrête temporairement l'activité enzymatique.
Le pH n'affecte pas les enzymes de la même façon : certaines sont activées par des pH acides alors que d'autres verront leur activité augmenter à des pH basiques.

Exemple
La pepsine

La pepsine présente dans l'estomac est une protéase responsable de l'hydrolyse des protéines alimentaires. L'organisme va transformer cet aliment en nutriments (acides aminés).

Cette enzyme doit, pour être active, se trouver à pH acide. Heureusement, la muqueuse gastrique libère de l'acide chlorhydrique qui baisse le pH et permet d'atteindre le pH d'activité optimale de l'enzyme.

Figure 23 Hydrolyse des protéines

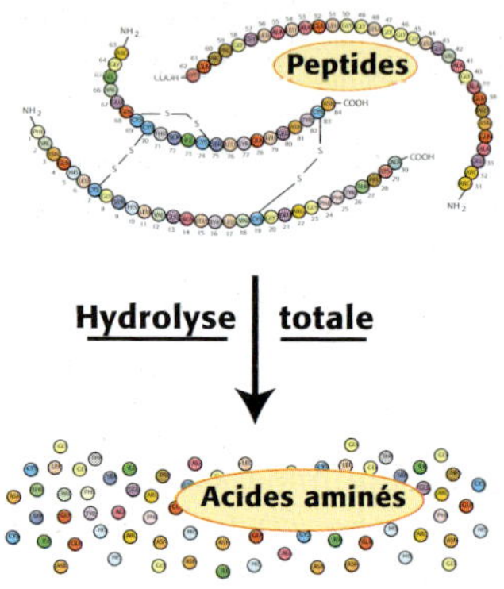

PEPSINE, DU « CANNIBALISME MOLÉCULAIRE » !

Il est intéressant de noter que la pepsine est une protéine qui s'attaque à d'autres protéines : c'est donc une sorte de « cannibalisme moléculaire » ! On comprend aisément que toutes les enzymes libérées dans le tube digestif, participant à la digestion, sont susceptibles de se retourner contre la muqueuse intestinale et d'occasionner des lésions plus ou moins importantes. Certaines cellules du tube digestif produisent le mucus qui prévient de telles agressions en formant un film protégeant la muqueuse de « l'autophagie ». Les agressions chlorhydropeptiques (HCl + pepsine) sont souvent responsables d'ulcération duodénale. L'ulcère duodénal est plus fréquent que l'ulcère gastrique (4 cas pour 1) et touche principalement les hommes (2/1).

Figure 24 Ulcère de l'estomac en fibroscopie

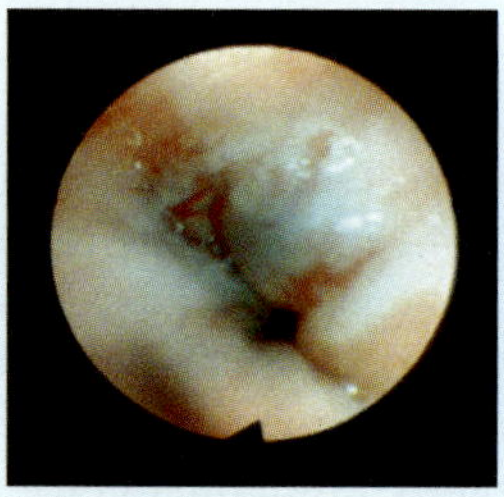

4 Les lipides et les stérols

La famille des lipides biologiques est assez hétérogène. On y trouve les lipides au sens strict, molécules contenant au moins un **acide gras**, et les **stérols**. Cette famille est organisée autour d'une propriété commune, l'insolubilité dans l'eau liée au caractère hydrophobe de ces molécules.

A) Les lipides au sens strict

1. Les acides gras

Les acides gras sont des biomolécules composées d'une chaîne carbonée (contenant au moins trois atomes de carbone) couplée à une fonction acide carboxylique.
On distingue deux types d'acides gras, les **acides gras saturés** (en hydrogène) lorsqu'ils ne possèdent pas de doubles liaisons dans la chaîne carbonée et les **acides gras insaturés** lorsqu'ils possèdent une ou plusieurs doubles liaisons.
Parmi les acides gras insaturés, on distingue les acides gras **mono-insaturés** et **polyinsaturés** selon qu'ils possèdent une ou plusieurs doubles liaisons.

Figure 25 Molécules d'acides gras

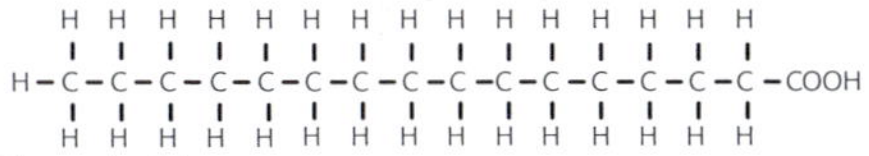

Acide palmitique

$CH_3 - (CH_2)_{14} - COOH$
(16 … 1)

Acide oléique

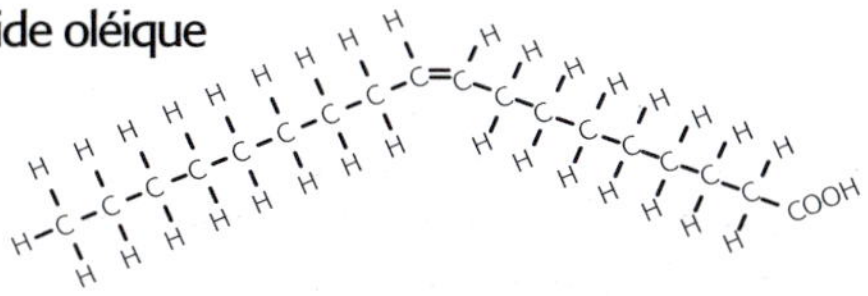

$CH_3 - (CH_2)_7 - CH = CH - (CH_2)_7 - COOH$
(18 … 10, 9 … 1)

Acide linolénique

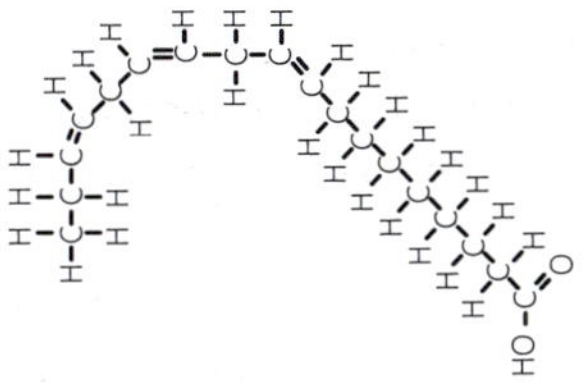

$CH_3 - CH_2 - CH = CH - CH_2 - CH = CH - CH_2 - CH = CH - (CH_2)_7 - COOH$
(18 … 16 15 … 13 12 … 10 9 … 1)

En observant les formules semi-développées des acides gras insaturés, on remarque que les doubles liaisons créent des « coudes » au sein de la molécule.

Le tableau suivant rappelle l'origine des acides gras alimentaires.

Origine alimentaire des différents acides gras

Famille d'acide gras	Origine alimentaire	Exemple
Saturés	Viandes, crème fraîche	Acide palmitique
Mono-insaturés	Olive, amande, arachide	Acide oléique
Polyinsaturés	Poisson gras, huile de noix	Acide linolénique

La consommation importante (environ 3 g/j) de certains acides gras polyinsaturés issus de poissons est capable de diminuer la triglycéridémie.

La chaîne carbonée est particulièrement hydrophobe alors que la fonction acide carboxylique est hydrophile. Les molécules possédant à la fois une région hydrophile et une autre hydrophobe sont nommées **amphiphile**.

2. Les triglycérides

Ces molécules représentent la forme de stockage des acides gras du vivant. Ils sont issus de la condensation de trois acides gras avec une molécule de glycérol.

Figure 26 Synthèse et hydrolyse d'un triglycéride

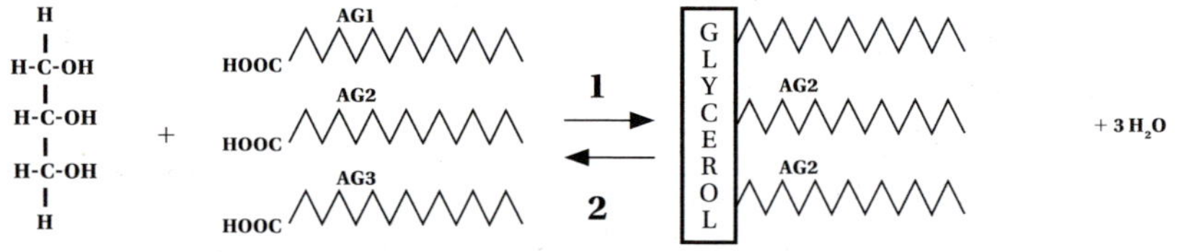

Glycérol Acides gras Triglycéride

La condensation (sens 1, fig. 26) est catalysée par des enzymes de la famille des transférases alors que l'hydrolyse (sens 2, fig. 26) est catalysée par des hydrolases comme les lipases digestives.

La condensation fait disparaître le caractère hydrophile des acides gras ainsi que celui des fonctions alcool du glycérol. Les triglycérides ne sont plus amphiphiles mais exclusivement hydrophobes.

Afin de faciliter leur transport dans le sang, les triglycérides s'associent à des protéines ainsi qu'à d'autres lipides amphiphiles et au cholestérol sous la forme de **lipoprotéines**.

En période postprandiale, les lipides sont hydrolysés et réassociés en lipoprotéines appelées **chylomicrons,** avant de passer dans la circulation, principalement lymphatique. Le foie est aussi capable de synthétiser des lipoprotéines de très faible densité, les **VLDL** (*Very Low Density Lipoprotein*), qui deviendront des **LDL** (*Low Density Lipoprotein)* chargés en lipides et cholestérol. Les chylomicrons et les LDL sont captées par les cellules de l'organisme où les lipides qu'elles contiennent seront utilisés ou stockés.

La cellule spécialisée dans le stockage des lipides est l'adipocyte dont la taille fluctue en fonction de la taille de la gouttelette cytoplasmique de triglycérides qu'elle stocke.

Figure 27 Structure d'une lipoprotéine (LDL)

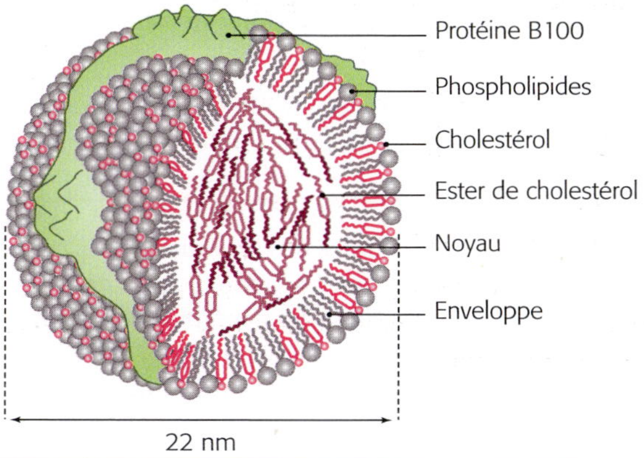

3. Les phospholipides

Les phospholipides diffèrent des triglycérides par le remplacement d'un acide gras (AG3 sur la réaction précédente fig. 26) par un groupement phosphate lié à un groupement différent souvent appelé « tête » (très polaire et en général chargé comme la sérine, un acide aminé vu précédemment). Cette association de molécules de natures différentes en fait à la fois des molécules dites complexes et amphiphiles.

Le caractère amphiphile des phospholipides est à l'origine de la création des **membranes biologiques** constituant la membrane des cellules.

En effet, les molécules amphiphiles introduites dans l'eau vont tenter d'exposer uniquement les régions hydrophiles aux molécules d'eau. Ils s'organisent en trois formes que l'on retrouve dans l'organisme : la micelle, le liposome et la bicouche plane.

Figure 28 Molécule de phospholipide

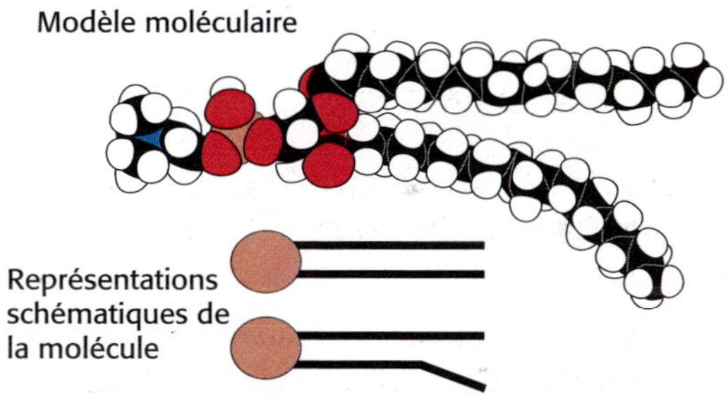

Figure 29 Agencement des phospholipides dans l'eau en bicouche plane et dans un liposome

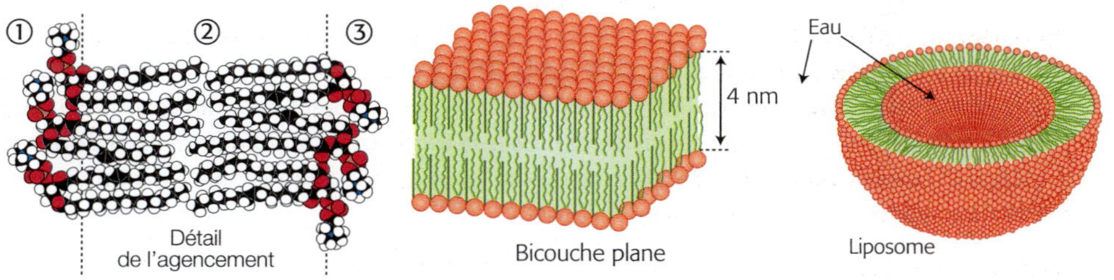

(B) *Les stérols*

Le **cholestérol** est le stérol que l'on retrouve chez l'homme. Molécule amphiphile, il est constitué de quatre cycles carbonés, d'une chaîne ramifiée formant la région hydrophobe et d'une fonction alcool pour la région hydrophile.

Figure 30 Molécule de cholestérol

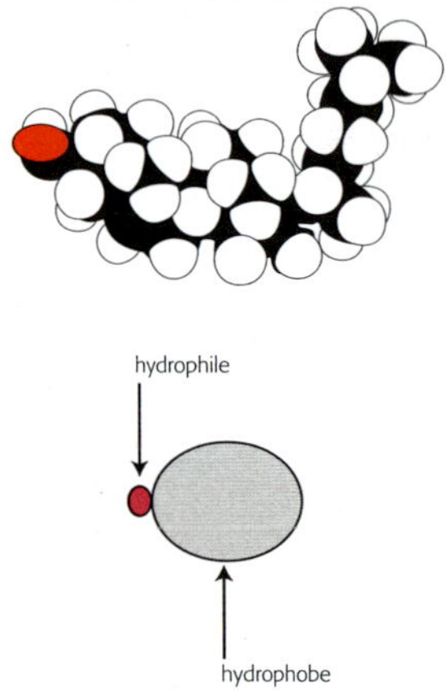

Le cholestérol entre dans la **composition des membranes** et sert de précurseur à la synthèse des **hormones stéroïdes** (œstrogènes, progestérone, testostérone…) et de la **vitamine D**.

La quantité de cholestérol ingérée dans les pays industrialisés est de 100 à 1 000 mg/j pour des doses recommandées ne devant pas excéder les 300 mg/j. Nous avons vu que les LDL assurent l'approvisionnement en triglycérides et cholestérol des cellules de l'organisme. Les cellules sont capables de restituer une partie de l'excès de cholestérol, sous la forme de **HDL** (*High Density Lipoprotein*), afin qu'il soit capté par le foie et éliminé. Voilà pourquoi les LDL et HDL sont souvent qualifiés respectivement de « mauvais » et de « bon » cholestérol ! Les LDL sont les principales particules athérogènes.

Figure 31. Transport du cholestérol et athérosclérose

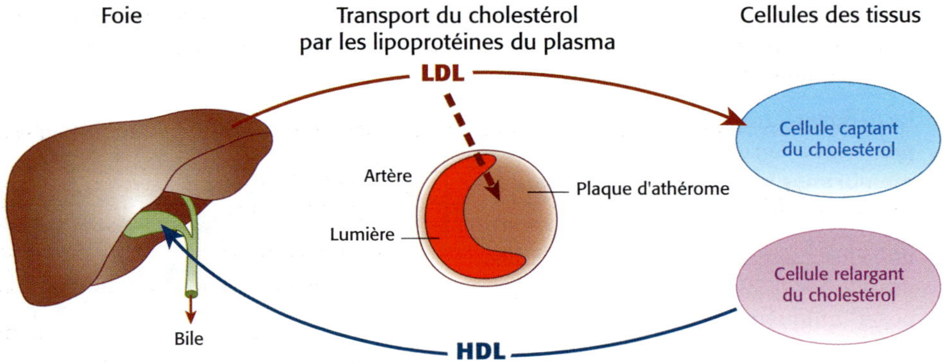

Athérogène : qui accélère le processus d'altération dégénérative de la paroi interne du vaisseau avec formation d'une plaque jaunâtre de dépôts lipidiques, l'athérome, conduisant à l'athérosclérose.

LES ALICAMENTS, UN NOUVEAU MARCHÉ !

L'indice d'athérogénicité traduit la capacité pour l'ensemble des acides gras (AG saturés, AG mono-insaturés, AG polyinsaturés) présents dans un aliment à faire varier plus ou moins la cholestérolémie. Plus l'indice d'athérogénicité est élevé, plus l'aliment analysé est athérogène.

Indice d'athérogénicité de certains aliments

Lait, beurre	Mouton	Bœuf	Poulet (avec peau)	Porc
2,03	1	0,72	0,50	0,60

Les phytostérols sont des stérols issus des plantes. De nombreux travaux ont montré que les phytostérols sont capables de diminuer la cholestérolémie et le LDL cholestérol, sans baisser le HDL cholestérol chez des patients atteints d'hypercholestérolémie.
Ces travaux ont ouvert la voie à une nouvelle forme de stratégie marketing.

4

Les micronutriments

Les micronutriments sont parfois appelés éléments traces en raison des quantités recommandées parfois proches du microgramme. Ils sont indispensables et non synthétisables par l'organisme. Ils regroupent les **oligo-éléments** et les **vitamines.**

1 Les oligo-éléments

Les oligo-éléments représentent moins de 1/1 000e de la masse du corps. Le tableau suivant recense les différents oligo-éléments, leur quantité dans l'organisme et les apports journaliers recommandés (AJR).

Oligo-éléments, classés par ordre d'importance (quantité), et valeurs biologiques

Oligo-élément	Quantité chez l'adulte	Concentration plasmatique	AJR
Fluor	6 g	0,5-10,5 µmol/L	1,5-4 mg
Fer	4 g	10-27 µmol/L	10 mg
Zinc	2 g	10-21 mol/L	15 mg
Cuivre	100 mg	15-25 µmol/L	1,5-3 mg
Iode	50 mg	0,3-0,47 µmol/L	150 µg
Manganèse	20 mg	7-19 nmol/L	2-5 mg
Cobalt	5 mg	0,1-0,45 µg/L	–
Chrome	Traces	5-37 nmol/L	50-200 µg
Sélénium	Traces	0,8-2,6 mol/L	50-200 µg
Molybdène	Traces	3-12 nmol/L	75-250 µg
Nickel	Traces	< 85 nmol/L	–
Vanadium	Traces	< 0,2 µmol/L	–

Les oligo-éléments interviennent sous la forme de cofacteurs dans les réactions enzymatiques. Le fer associé à l'hémoglobine assure le transport du dioxygène et l'iode entre dans la composition des hormones thyroïdiennes.

2 Les vitamines

Les vitamines sont des biomolécules indispensables que le corps ne synthétise pas ou en trop faible quantité. On les classe en deux familles : les vitamines **hydrosolubles** (en mauve dans le tableau ci-dessous) et les vitamines **liposolubles** (en rouge dans le tableau ci-dessous). Certaines vitamines sont des précurseurs de coenzymes qui participent aux réactions enzymatiques.

Coenzymes : ce sont des molécules, souvent issues des vitamines, qui participent aux réactions enzymatiques. Certains coenzymes sont spécialisés dans le transport des électrons et des protons, comme le FMN (flavine mononucléotide), le FAD (flavine adénine dinucléotide) et le NAD^+ (nicotinamide adénine dinucléotide) et participent aux réactions d'oxydoréduction. Ces coenzymes passent d'un état oxydé ou réduit selon le sens de la réaction enzymatique, catalysée par une oxydoréductase (ex. : lactate déshydrogénase fonctionnant avec le couple NAD^+/NADH, H^+).

Rôles et apports journaliers recommandés des vitamines hydrosolubles (mauve) et liposolubles (rouge)

Vitamine	AJR*	Rôles	Conséquences de la carence
Vitamine B1	1,5 mg	Métabolisme des glucides	Polynévrites Œdèmes Myocardites **Béribéri**
Vitamine B2	1,8 mg	Métabolisme des protides, des lipides et des glucides Précurseur de nucléotides à flavine (FMN, FAD)	Lésions des lèvres et des muqueuses buccales Lésions de la langue Lésions des yeux
Vitamine B3 (ou PP)	16 mg	Précurseur de nucléotides à nicotinamide (NAD, NADP) Métabolisme des glucides, lipides et protéines	Maladie du cuir chevelu Pellagre
Vitamine B5	10 mg	Métabolisme des glucides, lipides et protéines Synthèse de certaines hormones	
Vitamine B6	1,6 mg	Métabolisme des lipides et des acides aminés	Lésions cutanées Troubles neurologiques (convulsions) Polynévrites
Vitamine B9	300 µg	Synthèse des purines, pyrimidines et acides aminés	Troubles digestifs Troubles neurologiques Asthénie
Vitamine B12	3 µg	Métabolisme des acides nucléiques	Anémie de Biermer Glossite Douleurs neurologiques
Vitamine C	80 µg	Synthèse du collagène Synthèse des globules rouges Stimulation des défenses naturelles et immunitaires	**Scorbut** Poly-infections et septicémies Maladies cardiovasculaires et hypertension

Vitamine	AJR*	Rôles	Conséquences de la carence
Vitamine A	1 000 µg	Favorise la croissance Améliore la vision	Manque de croissance Altération des épithéliums Cécité
Vitamine D	10 µg	Antirachitisme Favorise l'absorption du calcium et du phosphore	**Rachitisme** Hypoparathyroïdie
Vitamine E	12 µg	Antioxydant, surtout de la vitamine A	Stérilité Anémie hémolytique du nouveau-né
Vitamine K	40 µg	Antihémorragique (coagulation sanguine) Fixation du calcium par les os	**Hémorragie** par avitaminose K

* **AJR :** apports journaliers recommandés.

Figure 32 Gencives d'individu atteint de scorbut

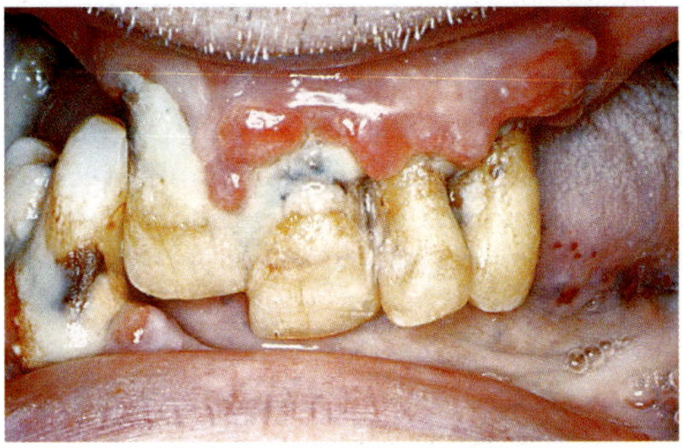

5

Applications professionnelles

1 Des atomes à l'hôpital

A L'iode, un atome aux multiples facettes

1. L'isotope ^{127}I : un atome indispensable à la fabrication d'hormones

L'iode naturel est l'isotope stable ^{127}I. Cet élément est utilisé par l'organisme pour la fabrication des hormones thyroïdiennes, la tri-iodothyronine (T3) et la thyroxine (T4). L'iode se trouve sous la forme ionique I^- (iodure) dans la circulation. Seuls 40 % de l'iode ingéré sont fixés par la thyroïde, le reste est excrété par les reins. L'apport recommandé est de 75 à 100 µg/j. Une carence peut entraîner des défauts de fabrication des hormones T3 et T4, et conduire à l'hypothyroïdie par carence iodée, qui aujourd'hui est devenue rare en France.

a. Le traitement en cas d'accident nucléaire

En cas d'accident nucléaire, après inhalation, les isotopes radioactifs, principalement l'isotope ^{131}I, peuvent se fixer sur la thyroïde et provoquer un cancer de la glande. Un traitement préventif peut être proposé aux populations à risque par l'ingestion de comprimés d'iode naturel capable de saturer la fixation thyroïdienne, empêchant ainsi la fixation ultérieure des formes radioactives.

b. Le responsable de thyrotoxicose

L'augmentation de l'iode peut provoquer chez certaines personnes des complications thyroïdiennes. Effectivement, chez des patients présentant un adénome prétoxique ou un goitre multinodulaire, l'excès d'iode peut augmenter l'activité thyroïdienne par excès de substrat.

On observe parfois l'apparition de thyrotoxicoses iatrogènes sur une thyroïde normale. L'utilisation thérapeutique de l'amiodarone en est la parfaite illustration. L'amiodarone est un antiarythmique qui contient de l'iode. Le traitement peut conduire à l'apparition d'une hyperthyroïdie chez 3 à 12 % des patients traités.

Figure 33
Goitre thyroïdien

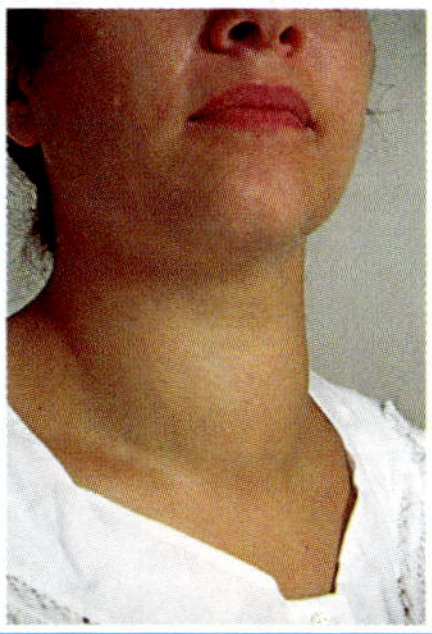

Thyrotoxicose : ensemble des troubles liés à l'excès d'hormones thyroïdiennes au niveau des tissus cibles.
Adénome prétoxique : nodule susceptible d'évoluer vers un nodule toxique (tumeur) qui apparaît comme chaud, ou hypercaptant, car le nodule thyroïdien concentre de manière préférentielle ou exclusive l'iode radioactif au cours de la scintigraphie.
Iatrogène : troubles générés par le traitement.

c. Un antiseptique

Le pouvoir oxydant de l'iode et de ses dérivés (Bétadine®) est utilisé comme antiseptique. Le spectre d'efficacité est extrêmement large puisque ces composés sont souvent bactéricides, fongicides, virucides et sporicides.

d. Les produits de contraste iodés (PCI)

Les PCI sont opaques aux rayons X et sont donc utilisés comme produits de contraste en radiologie (ex. : urographie intraveineuse).

Figure 34 Structure de base d'un PCI

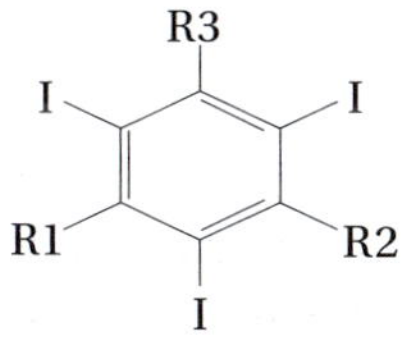

Figure 35 Urographie intraveineuse

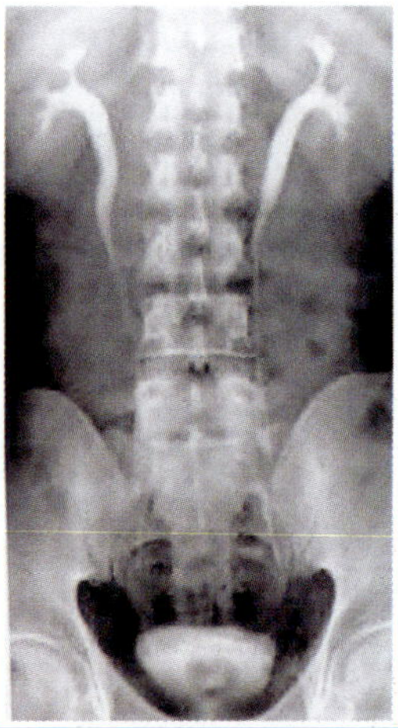

On observe parfois l'apparition d'effets indésirables après injection de PCI, allant de l'éruption cutanée au collapsus cardiorespiratoire de type anaphylactique.

Choc anaphylactique : réaction allergique massive conduisant notamment à un effondrement de la pression artérielle.

2. L'isotope ^{123}I : un outil de diagnostic

Cet isotope est radioactif et utilisé comme traceur dans l'exploration fonctionnelle de la thyroïde par scintigraphie.

Figure 36 Scintigraphie thyroïdienne :
a. Thyroïde normale ; **b.** Nodule chaud (adénome toxique)

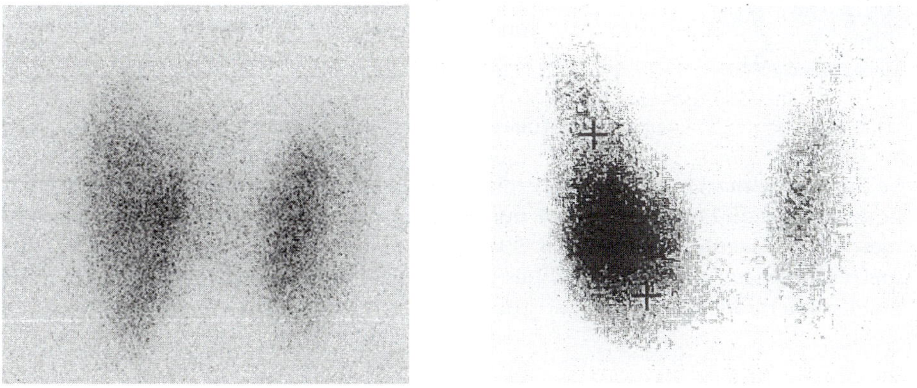

a. **b.**

3. L'isotope ^{131}I : un atome médicament ou quand la radioactivité est maîtrisée

Nous avons vu que certains isotopes sont radioactifs, c'est le cas de ^{131}I qui peut être utilisé dans le traitement de la maladie de Basedow (hyperthyroïdie d'origine auto-immunitaire). Fixé par les cellules thyroïdiennes, il devient cytotoxique et détruit en priorité les cellules hyperactives.

B) Le mercure, un atome qui fait « travailler du chapeau » !

L'utilisation du mercure dans l'industrie du chapeau était responsable de l'intoxication des chapeliers et l'apparition de troubles principalement nerveux, se traduisant par des tremblements, des difficultés d'élocution, des troubles psychiques et pertes de mémoire, qui donnèrent naissance à l'expression « travailler du chapeau » !

L'intoxication au mercure a surtout des effets néphrotoxiques (toxique pour le rein) et neurotoxiques (toxique pour le système nerveux). Les symptômes sont une salivation excessive (ptyalisme), des douleurs abdominales, des vomissements, l'accumulation d'urée dans le sang liée à une insuffisance de la fonction rénale et des troubles mentaux de gravité variable.

Présentation synoptique des différentes formes et effets du mercure

	Mercure inorganique			**Mercure organique**
Forme chimique	Mercure sous forme liquide (noté Hg)	Mercure sous forme gazeuse (vapeur) (noté Hg)	Ions de mercure (noté Hg^{2+})	Méthylmercure (sels halogènes)
Mode de transmission	Ingestion (rare) Contact direct	Inhalation	Ingestion/peau	Ingestion (*via* la nourriture)
Organe concerné	Estomac Intestin Peau (contact direct)	Poumons Sang Cerveau Rein	Peau Sang Foie Reins Cerveau	Estomac Cerveau
Élimination	Selle Urine	Urine	Urine	Selles
Intoxication	Faible	Diarrhée Vomissements Toux	Inflammation Salivation Défaillance rénale	Troubles sensoriels Troubles nerveux

Source : *Effets des métaux lourds sur l'environnement et la santé* par M. Miquel G. Rapport de l'OPECST n° 261 fait au nom de l'Office parlementaire d'évaluation des choix scientifiques et technologiques.

Le thermomètre au mercure brisé est le risque principal d'exposition aiguë au mercure métallique. L'arrêté du 24 décembre 1998 interdit la mise sur le marché de thermomètres médicaux à mercure. La **circulaire DH/DGS n° 99-426 du 20 juillet 1999** interdit l'utilisation des thermomètres médicaux à mercure destinés à mesurer la température interne de l'homme dans les établissements de santé.

2 Des molécules à l'hôpital

Le peroxyde d'hydrogène (eau oxygénée)

Avant d'aborder le rôle du peroxyde d'hydrogène, il est nécessaire de repréciser le sens des mots **antisepsie** et **désinfection**, souvent utilisés à tort dans le langage courant.

Figure 37 Molécule de peroxyde d'hydrogène

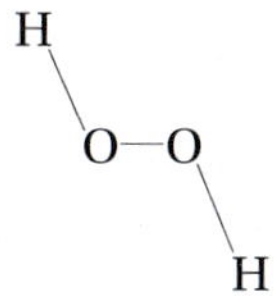

1. Définitions

Antisepsie

« Opération au résultat momentané permettant au niveau des **tissus vivants**, dans la limite de leur tolérance, d'éliminer ou de tuer les micro-organismes et/ou d'inactiver les virus, en fonction des objectifs fixés. Le résultat de cette opération est limité aux micro-organismes et/ou virus présents au moment de l'opération » (AFNOR mars 1981 NF T 72-101).

Désinfection

« Opération au résultat momentané permettant d'éliminer ou de tuer les micro-organismes et/ou d'inactiver les virus indésirables portés par des **milieux inertes** contaminés, en fonction des objectifs fixés. Le résultat de cette opération est limité aux micro-organismes et/ou virus présents au moment de l'opération » (AFNOR mars 1981 NF T 72-101).

2. Le rôle du peroxyde d'hydrogène

Le peroxyde d'hydrogène possède un pouvoir oxydant important. Douée d'une activité antimicrobienne, cette molécule est naturellement produite par les macrophages, cellules responsables de l'élimination des agents pathogènes.

Les solutions de peroxyde d'hydrogène à 3 % sont utilisées comme antiseptiques, principalement dans l'antisepsie des plaies gangrenées ou des atteintes tissulaires nécrotiques. Cette molécule est aussi utilisée en chirurgie dentaire pour ses propriétés antiseptiques et hémostatiques.

Pathogène : qui déclenche une maladie.

Spectre d'activité du peroxyde d'hydrogène

	Actifs	Inconstamment actifs	Inactifs
Bactéries à Gram +	X		
Bactéries à Gram −	X		
Mycobactéries			X
Levures	X		
Moisissures	X		
Virus nus		X	
Virus enveloppés	X		
Spores			X

Référence : « Les antiseptiques », fiches hospitalières AP-HP 1997 - IV-1/*Antiseptiques et désinfectants, mai 2000*, Centre de Coordination de la lutte contre les infections nosocomiales de l'Interrégion Paris–Nord (Île-de-France, Haute-Normandie, Nord-Pas-de-Calais, Picardie)

3 Hydrogène, pH et IRM : quand le plus petit des éléments devient l'un des plus importants

A Le pH

Le potentiel hydrogène, ou pH, permet de mesurer l'acidité d'une solution. Sur une échelle allant de 0 à 14, les solutions acides ont un pH inférieur à 7 et les solutions alcalines ont un pH supérieur à 7. Le pH dépend de la concentration des ions H^+ en solution, et la relation qui lie ces deux paramètres est la suivante :

$pH =- \log[H^+]$

Ainsi, plus la concentration en H^+ augmente et plus le pH diminue et inversement.

Figure 38 pH de quelques fluides aqueux

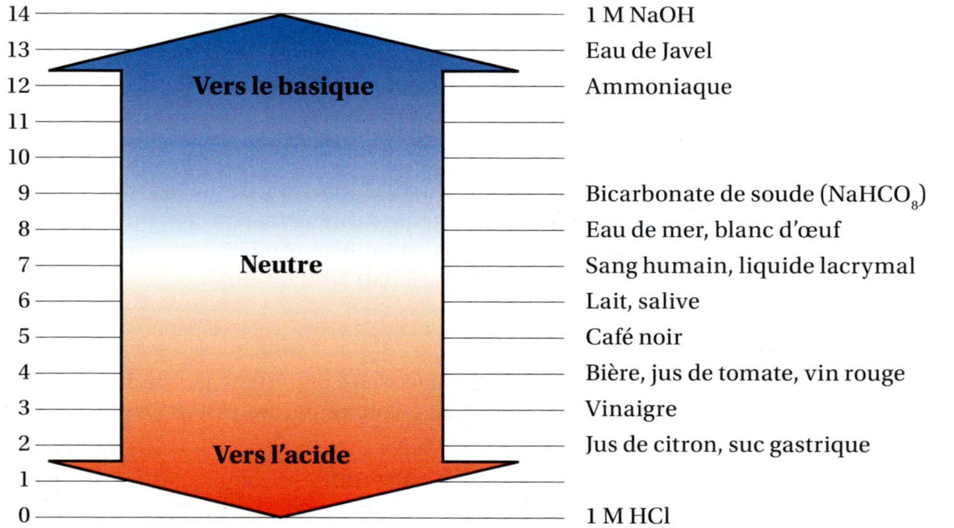

Dans l'organisme le pH plasmatique est de 7,4, légèrement alcalin et les H^+ font partie de l'équilibre chimique (*voir :* Introduction : comprendre la matière). Le pH plasmatique doit être maintenu dans l'intervalle physiologique [7,35-7,45].

$$H^+ + HCO_3^- \rightleftarrows H_2CO_3 \rightleftarrows {}_2O + CO_2$$

Lorsque la quantité de H^+ augmente, avec production d'acide lactique par exemple, le système va tenter de revenir à un nouvel équilibre. Il devra pour cela consommer une partie de l'excès de H^+. Le moyen pour le système de diminuer la quantité de H^+ sera alors de les transformer en H_2CO_3, lui-même transformé en partie en H_2O et CO_2. L'excès de CO_2 sera éliminé par une hyperventilation. À chaque fois qu'une des espèces chimiques, est modifiée le système est déplacé pour rétablir l'équilibre. Ainsi, la perte de HCO_3^- (diarrhées) ou l'augmentation de CO_2 (diminution de la ventilation) ont tendance à créer une acidose en déplaçant le système vers la gauche.

Figure 39 Variations physiologiques et pathologiques du pH plasmatique

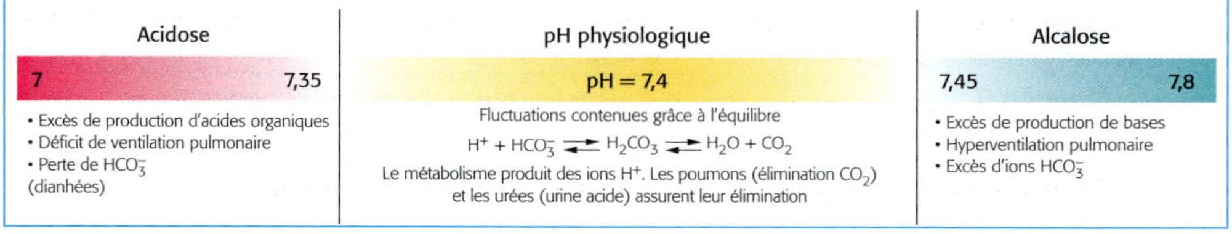

(B) L'IRM

L'imagerie par résonance magnétique (IRM) est un examen d'imagerie médicale. Cette technique utilise deux champs magnétiques et la capacité de réponse des atomes, principalement l'hydrogène dans le corps humain. Les atomes d'hydrogène possèdent des propriétés magnétiques que l'on peut symboliser par un vecteur (flèche) qui traverse l'atome.

1. L'étape 1

Un premier champ magnétique créé par un puissant électroaimant oriente les atomes d'hydrogène et les fait tourner, un peu comme le fait la toupie avant de tomber (rotation imparfaite).

Figure 40 Principe de l'IRM

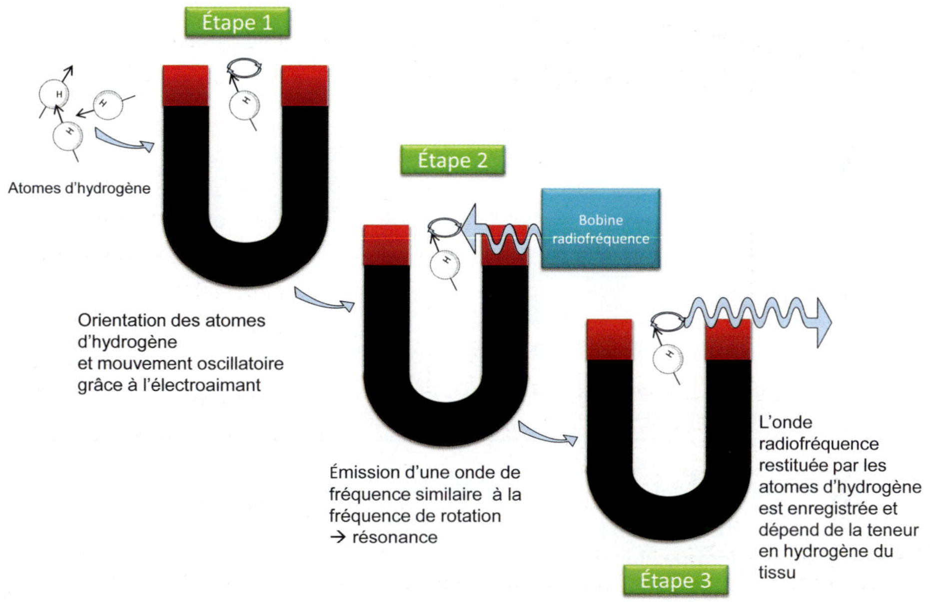

2. L'étape 2

La rotation imparfaite des atomes d'hydrogène fait apparaître un mouvement oscillatoire et donc une fréquence de rotation. La bobine de radiofréquence émet une onde de fréquence similaire à la fréquence de rotation des atomes d'hydrogène orientés. Dès lors, l'onde émise et les atomes entrent en résonance : c'est par ce phénomène que des sons de fréquence adaptée font vibrer un verre de cristal. Lorsque le système est en résonance, il s'opère un transfert d'énergie. Ce transfert d'énergie est probablement responsable de la destruction du pont de la Basse Chaîne à Angers en 1850 lorsque le pont est entré en résonance sous le pas cadencé d'un régiment.

3. L'étape 3

L'énergie accumulée par les protons est restituée sous la forme d'une onde radiofréquence lorsque la bobine radiofréquence s'arrête et que les atomes retrouvent leur état initial. L'intensité du signal dépend de la quantité d'atomes d'hydrogène (principalement contenus dans l'eau).

L'IRM est donc très utile pour étudier les tissus mous et riches en eau.

Figure 41 Fonctionnement d'un IRM

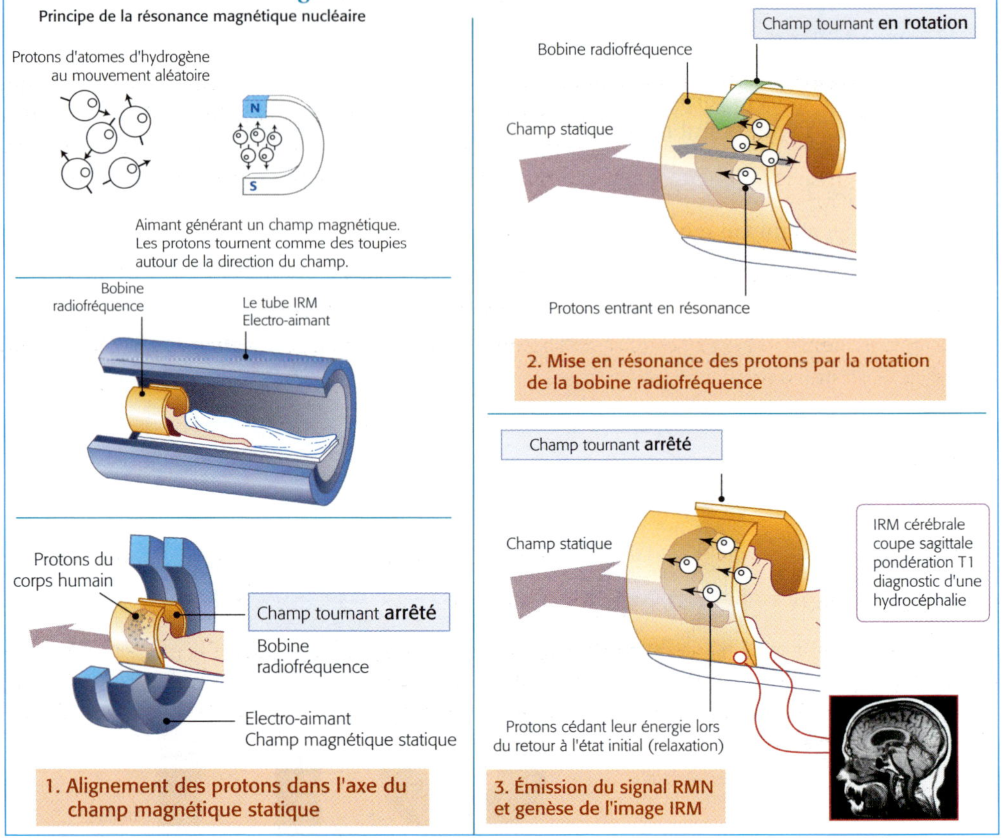

4 *Les enzymes ALAT et ASAT, un outil de diagnostic*

L'alanine aminotransférase (ALAT) et l'aspartate aminotransférase (ASAT) sont des enzymes hépatiques abondantes. La quantité hépatique d'ALAT est plus importante que celle de l'ASAT et ces concentrations s'inversent dans le muscle.

Valeurs normales des aminotransférases

Enzyme	Concentration plasmatique normale
ALAT	< 40 U/l
ASAT	< 40 U/l

Comparaison des valeurs ASAT et ALAT au cours de pathologies

Pathologies	Concentration plasmatique en aminotransferases	Rapport ALAT/ASAT
Nécrose hépatique, virale, médicamenteuse, ischémique ou toxique	> 40 U/l	> 1
Nécrose musculaire	> 40 U/l	< 1

L'analyse des enzymes normalement contenues dans les cellules est un indicateur de l'état de santé des organes qui les contiennent. L'étude du rapport ALAT/ASAT permet aussi de préciser l'origine des lésions. Bien entendu, d'autres examens doivent être réalisés, telle la recherche d'enzymes spécifiques du muscle (créatine phosphokinase).

Exercice : *Un calcul de concentration*

Un enfant de 4 ans présente de la fièvre et un syndrome méningé. L'examen macroscopique du LCR montre un aspect purulent et l'examen microscopique des bacilles à Gram négatif : il y a donc une suspicion d'*Haemophilus infuenzae.* Le traitement préconisé est une antibiothérapie par ceftriaxone. La prescription médicale est la suivante : ceftriaxone 100 mg/kg/j, une perfusion intraveineuse par jour.

L'enfant pèse 17 kg.

Le ceftriaxone se présente sous la forme d'un flacon de poudre (1 g) et d'un solvant (10 mL) pour solution injectable intraveineuse (soit 1 g pour 10 mL)

■ **Déterminer le volume de solution reconstituée (ceftriaxone + solvant) à prélever pour préparer la perfusion.**

Corrigé

■ Le poids de l'enfant est 17 kg, il faudra donc 17 × 100 mg soit 1 700 mg par perfusion

La présentation de ceftriaxone à 1 g/10 mL apporte 1 g soit 1 000 mg de ceftriaxone.

Pour respecter la prescription médicale, il faut reconstituer un premier flacon de ceftriaxone. Cette première préparation n'est pas suffisante. Il reste ensuite à compléter par 700 mg (= 1 700 mg − 1 000 mg) de ceftriaxone à partir d'un second flacon de 1 g/10 mL dont la concentration sera :

$$C_m = \frac{m}{V}$$

$$C_m = \frac{1\,000}{10} = 100 \text{ mg/mL}$$

Le volume à prélever de cette solution, afin d'apporter une masse de 700 mg, est donné par la formule suivante issue de la formule précédente :

$$V = \frac{m}{C_m} = \frac{700}{100} = 7 \text{ mL}$$

Afin d'apporter les 1 700 mg de ceftriaxone nécessaire, il faudra prélever la totalité d'un premier flacon à 1 g/10 mL et 7 mL du second à 1 g/10 mL.

Exercice : *Ionogramme*

L'UNCAM (Union nationale des caisses d'assurance-maladie) a arrêté une série de dispositions nouvelles par décision du 3 décembre parue au *Journal officiel* du 19 décembre 2009.

Tableau des modifications de cotation des actes

Code de l'acte	Libellé de l'acte	Ancienne cotation en B	Nouvelle cotation en B
1609	Ionogramme	20	17
1610	Ionogramme complet	35	33
1621	Potassium et sodium (urines)	20	16

Les différents types d'ionogramme, selon la nomenclature des actes biologiques, sont :

- **l'ionogramme** : $Na^+ + K^+ + Cl^-$;
- **l'ionogramme sanguin complet** : $Na^+ + K^+ + Cl^- + HCO_3^-$;
- **l'ionogramme sanguin étendu** : complet + Ca^{2+} + phosphates ;
- **l'ionogramme urinaire** : $Na^+ + K^+$.

Une jeune femme présente depuis plusieurs jours des vomissements itératifs.
Un ionogramme est réalisé dont les résultats sont mentionnés dans le tableau ci-dessous. Les résultats de l'ECG effectué sont normaux.
Il est prescrit un traitement médicamenteux *per os* de chlorure de potassium, à distance des vomissements, avec surveillance des valeurs biologiques quelques jours plus tard.

Itératif : répété.

Ionogramme

Ion	Normes (mmol/L)	Patiente (mmol/L)
Na^+	133 à 143	135
K^+	3,5 à 5	3,0
Cl^-	95 à 105	50

1. Interpréter l'ionogramme.

2. Pourquoi avoir prescrit l'ECG ?

3. Conclure sur le traitement.

Corrigé

1. On observe une hypokaliémie accompagnée d'une hypochlorémie.
2. L'hypokaliémie peut conduire à des troubles cardiaques, arythmie.
3. Sans troubles cardiaques, le traitement par voie orale de chlorure de potassium afin de remonter les valeurs biologiques est suffisant.

PARTIE II

La cellule

Introduction

Comprendre la cellule et les échanges : notions de cytologie et de physique

La première partie nous a permis de comprendre comment, à partir de quelques atomes (C, H, O, P et S), il est possible de créer des familles de biomolécules (protides, glucides, lipides, acides nucléiques et vitamines). La prochaine partie montre comment ces molécules sont capables de s'associer pour former les différents constituants et compartiments cellulaires, mais aussi comment elles peuvent interagir pour générer l'énergie indispensable au fonctionnement de la cellule (métabolisme) et à sa prolifération (division cellulaire).

Les différents types de microscopie, quand l'œil ne suffit plus

La limite de résolution de l'œil humain, qui correspond à la distance minimale entre deux éléments d'un objet permettant d'en obtenir deux images séparées, est d'environ 0,2 mm.
La taille des cellules est en moyenne de 10-20 µm, il n'est donc pas possible de les observer sans dispositif de grossissement.

Les deux types de microscopie

a. La microscopie photonique (ou optique)

La microscopie photonique utilise la lumière et un système de lentilles optiques qui grossit de 100 à 1 000 fois (noté × 1 000 sur les clichés). Grâce à la limite de résolution de cette microscopie (0,2 µm), les premières observations de cellules ont pu être faites. C'est la seule technique qui autorise l'observation de cellules vivantes, même si le plus souvent les observations sont le fruit de préparations létales (fixation et coloration des cellules). D'autres techniques, ajoutant des substances fluorescentes couplées à des anticorps, permettent de préciser les observations sans augmenter le grossissement (ces techniques sont létales pour la cellule).

> **Préparation létale :** mélange ou étapes provoquant la mort.

b. La microscopie électronique

La microscopie électronique utilise les électrons. On distingue la microscopie électronique à transmission (MET) avec une limite de résolution de 0,2 nm et la microscopie à balayage (MEB) qui permet d'obtenir une impression de relief et une limite de résolution de 10 nm. Les clichés bruts sont en noir et blanc ; cependant, leur traitement informatique autorise aujourd'hui l'ajout de couleurs.

Figure 42 Monocyte coloré

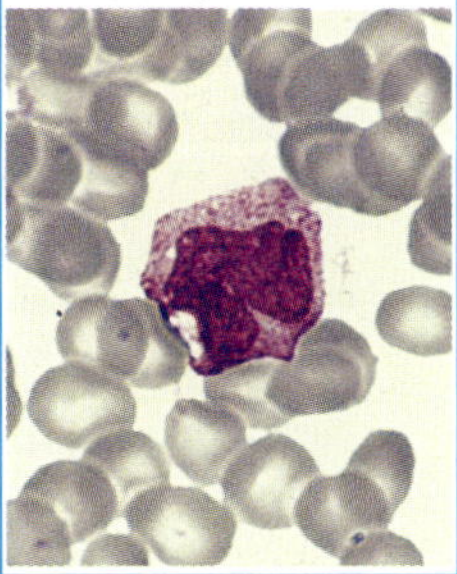

Figure 43 Monocyte en MET

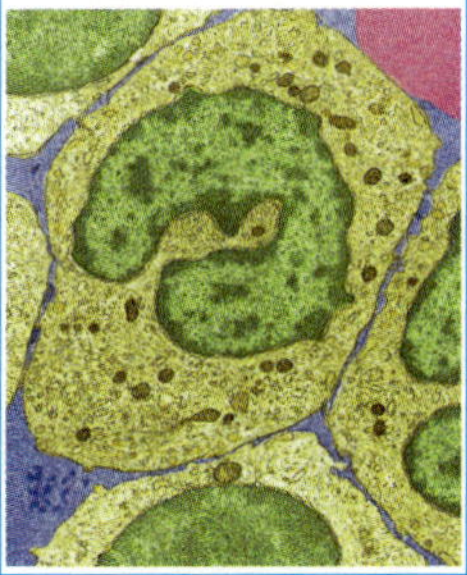

Figure 44 Monocyte + hématie en MEB

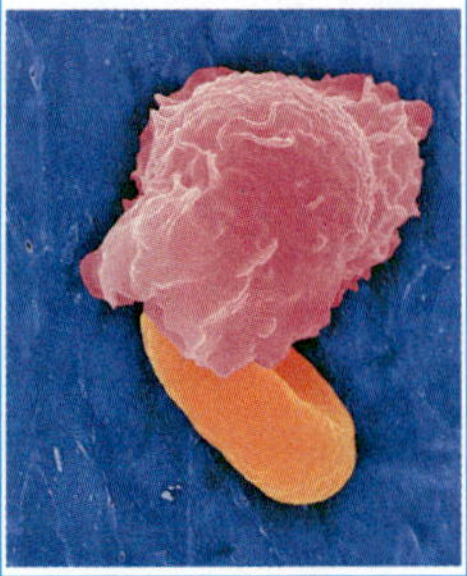

Les pressions, le prix de la compartimentation

Dès lors que la cellule et l'organisme se compartimentent, ils tombent sous le coup de la physique et de ses exigences.

La pression hydrostatique

Cette pression correspond à la pression exercée par un liquide sur les parois du compartiment qui le contient.

Lors de l'éjection ventriculaire, la force de propulsion du sang dans l'artère aorte fait monter transitoirement la pression hydrostatique. Cette pression redescend ensuite jusqu'à la prochaine contraction cardiaque. On parle alors de pression au cours de la contraction, pression systolique, et pression au cours du relâchement, pression diastolique.

La pression osmotique

Grâce à un montage expérimental on peut expliquer simplement et intuitivement la pression osmotique.

Imaginons deux compartiments séparés par une membrane qui ne laisse passer que l'eau mais retient tous les solutés ; on parle parfois de membrane semi-perméable.

Figure 45 Montage expérimental

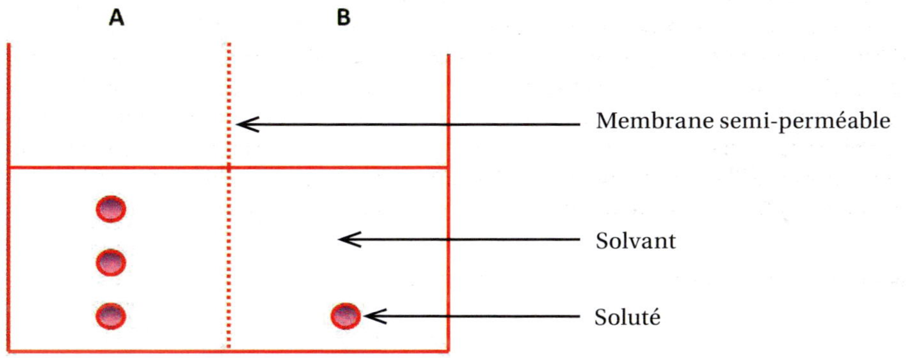

Le compartiment A contient trois molécules pour un litre alors que le compartiment B en contient une pour un litre. Le compartiment A est donc plus concentré que le compartiment B. Dès lors un phénomène de **diffusion** naturel et spontané va se mettre en route afin de permettre d'obtenir la même concentration de part et d'autre de la membrane.

Démarche intuitive : comment équilibrer les concentrations ?

Le plus simple semble de faire passer une molécule de A vers B, malheureusement la membrane est imperméable aux solutés !

L'osmose

Seule l'eau peut passer ; il suffit donc de faire passer le volume d'eau nécessaire de B vers A pour obtenir des concentrations identiques dans les compartiments A et B.

Figure 46 Montage expérimental : osmose

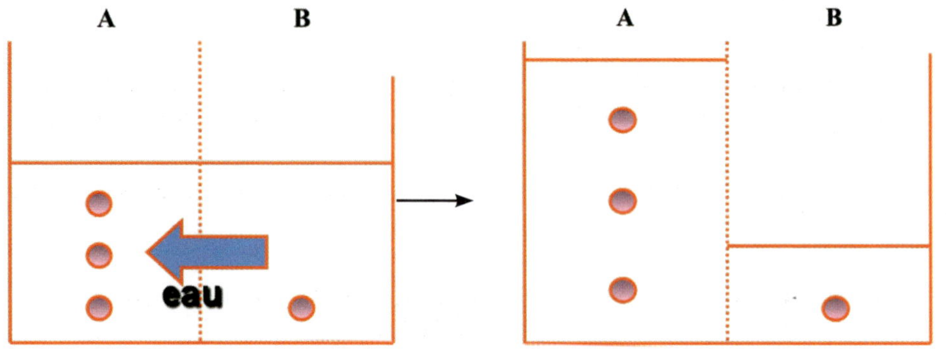

Formulation de la théorie

Lorsque deux compartiments, séparés par une membrane imperméable aux solutés, n'ont pas la même concentration de solutés dissous dans l'eau, l'eau diffuse du compartiment le moins concentré au compartiment le plus concentré jusqu'à atteindre la même concentration de part et d'autre de la membrane. Cette diffusion d'eau porte le nom d'**osmose**.

La pression osmotique correspond à la force qu'il faut exercée sur la surface du compartiment A afin d'empêcher le passage d'eau.
La pression osmotique traduit donc la force avec laquelle l'eau diffuse de B vers A dans notre exemple.

La dialyse
Lorsque la membrane laisse passer les solutés, alors l'équilibre peut se faire par leur diffusion de A vers B.

Figure 47 Montage expérimental : dialyse

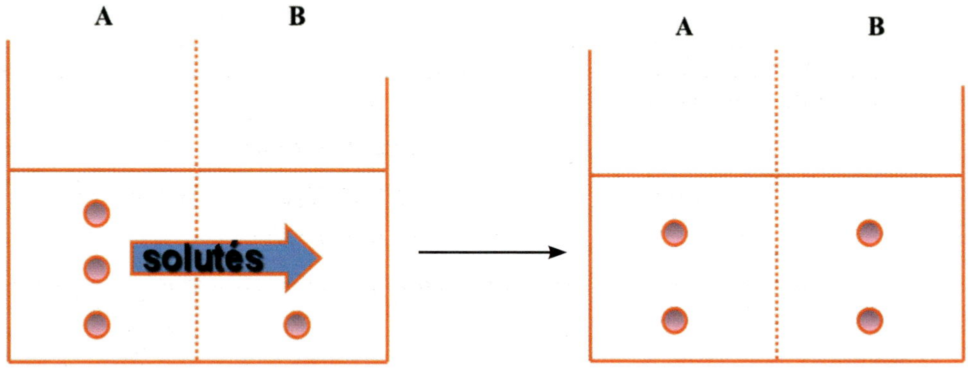

Les compartiments A et B auront alors la même concentration !

Formulation de la théorie
Lorsque deux compartiments séparés par une membrane perméable aux solutés n'ont pas la même concentration de solutés dissous dans l'eau, les solutés diffusent du compartiment le plus concentré au compartiment le moins concentré jusqu'à atteindre la même concentration de part et d'autre de la membrane. Cette diffusion de solutés porte le nom de **dialyse**.

En réalité lorsque la membrane est à la fois perméable aux solvants et aux solutés, osmose et dialyse coopèrent pour approcher l'égalité même si l'osmose est plus rapide.

Le gradient électrochimique

Au-delà des différences de concentration (gradient chimique) de part et d'autre de la membrane, les phénomènes de diffusion tentent d'équilibrer les différences de charges (gradient électrique).

C'est en réalité le gradient électrochimique qui détermine les flux de molécules entre les compartiments.

> **Gradient : taux de variation d'une propriété par unité de temps, de longueur ou de toute autre nature, d'après une échelle donnée.**

La pression et les gaz

Les gaz ont un comportement plutôt « égoïste ». En effet, dans un mélange, chaque gaz exerce une pression comme s'il était seul à occuper le compartiment !

Cette pression est appelée pression partielle, et dans un mélange de gaz la pression totale correspond à la somme des pressions partielles.

La loi qui régit la diffusion est aussi simple que la dialyse : un gaz diffuse toujours de l'endroit où sa pression partielle est la plus forte vers l'endroit ou sa pression est la plus faible.

Par exemple, au cours de la respiration, la pression partielle en O_2 de l'air contenu dans les alvéoles pulmonaires est de 14 kPa (kilopascal) et de 5,3 kPa dans le sang veineux. Alors, l'O_2 diffuse de l'air alvéolaire vers le sang qui repart chargé en O_2. Le gradient de pression est inversé pour le CO_2, ce qui explique son passage du sang vers l'air alvéolaire, le sang se décharge en CO_2.

Les réactions d'oxydoréduction

Ce sont des réactions chimiques au cours desquelles des atomes ou molécules vont gagner des électrons, la **réduction**, ou en perdre, l'**oxydation**. L'espèce chimique concernée a donc une forme **réduite**, qui a gagné des électrons, et une forme **oxydée**, qui en a perdus.

Réaction d'oxydation

Forme oxydée + électrons $\rightleftharpoons$ Forme réduite

Réaction de réduction

Le gain ou la perte d'électron s'accompagne souvent du gain ou de perte de H^+ (proton).

7

L'organisation de la cellule

1 La place de la cellule dans le vivant

Cytologie (étude des cellules) et microscopie ont évolué de concert. L'avènement de la microscopie photonique au XVIIe siècle a rendu possible l'observation des cellules. Robert Hooke introduit le terme de **cellule**, inspiré par l'aspect géométrique des cellules végétales qu'il observe et qui lui font penser à des cellules monastiques.

Mais ce n'est qu'au XIXe siècle que Matthias Schleiden et Theodor Schwann définissent leur célèbre théorie cellulaire qui exprime la pensée que **la cellule est l'unité structurale et fonctionnelle du vivant**.

Certains organismes comme les bactéries sont composés d'une seule cellule. Chaque cellule est un être vivant **unicellulaire**. D'autres, comme l'homme, sont composés d'un nombre important de cellules, on parle alors d'organisme **multicellulaire**.

Le nombre de cellules chez l'homme est estimé entre 5.10^{13} et 10.10^{13}. Il semblerait que nous transportions dix fois plus de bactéries au quotidien !

À la fin de la première moitié du XXe siècle, la commercialisation des premiers microscopes électroniques a permis d'affiner l'étude des cellules. Apparaissent alors les notions de cellule **procaryote**, cellule dont le matériel génétique est libre dans la cellule, et **eucaryote**, cellules dont le matériel génétique est contenu dans un compartiment, le noyau. Ces deux types cellulaires sont souvent décrits comme des cellules dépourvues ou pourvues d'un noyau.

2 La cellule eucaryote animale

(A) De la structure à l'ultrastructure, une question de microscopie

L'observation au microscope optique permet d'observer la **structure** de la cellule eucaryote. Trois éléments sont constants, la **membrane**, le **noyau** et le **cytoplasme** montrant des granulations.

Figure 48 Cellules d'épithélium buccal (3 300 env.) + schéma d'interprétation

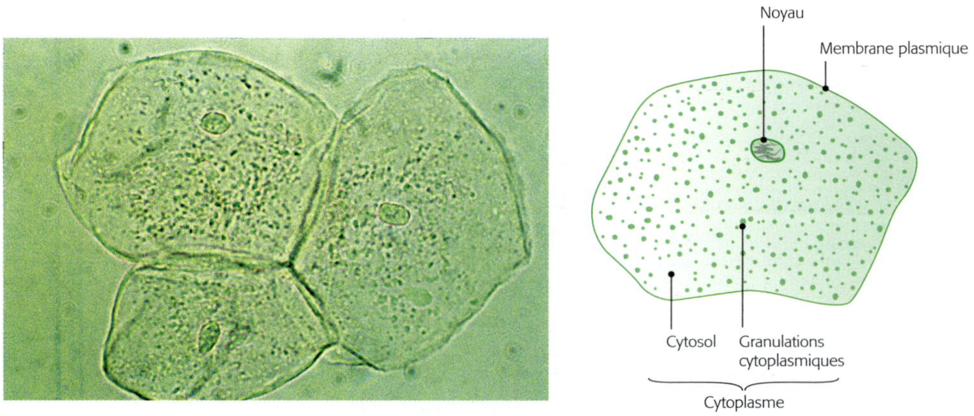

CES FAMEUSES EXCEPTIONS QUI CONFIRMENT LA RÈGLE !

La cellule eucaryote est nucléée (qui possède un noyau). Cependant, on trouve dans l'organisme des cellules anucléées qui n'ont pas de noyau et des cellules plurinucléées (ou polynucléées).

Les érythrocytes (appelés aussi hématie ou globule rouge) sont des cellules anucléées, mais proviennent de cellules qui ont perdu leur noyau. Les cellules musculaires striées sont des cellules polynucléées, mais proviennent de la fusion de cellules mononucléées. Finalement, ces exceptions dérivent de cellules eucaryotes classiques !

POLYNUCLÉAIRES, ATTENTION FAUX AMIS !

Certains leucocytes (globules blancs) semblent avoir plusieurs noyaux lors de l'examen microscopique, ce qui a déterminé leur nom, polynucléaires. Une observation minutieuse montre qu'en réalité leurs noyaux sont uniques mais plurilobés (plusieurs lobes liés).

L'observation d'une cellule animale en microscopie électronique à transmission (MET) permet, notamment, de préciser les éléments du cytoplasme qui apparaissent sous la forme de granulations en microscopie optique.

La figure 50 montre que les granulations sont en réalité des structures distinctes appelées **organites**, entourés d'au moins une membrane (réticulum, mitochondrie). D'autres structures, sans membranes, sont libres dans le cytoplasme (cytosquelette).

Figure 49 Cellule animale (× 1 000 env.)

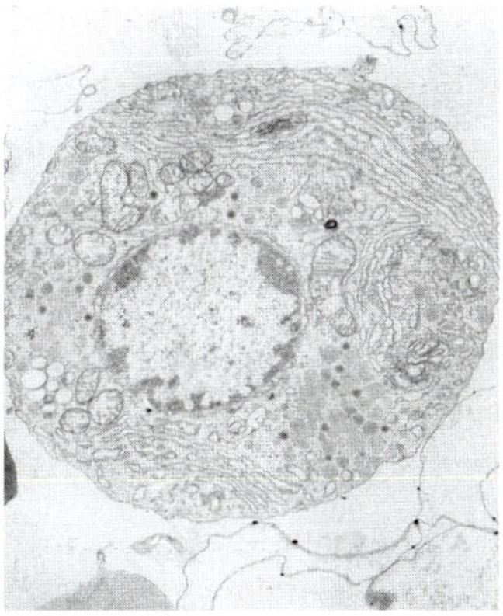

Figure 50 Ultrastructure d'une cellule animale

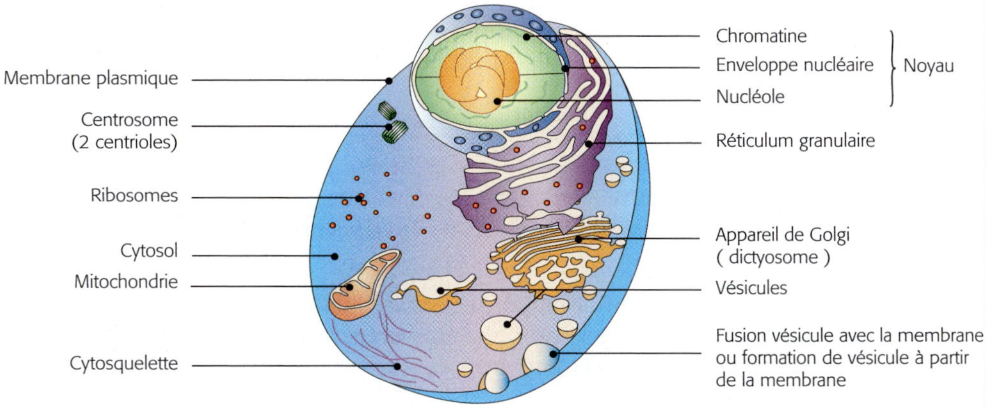

B La relation structure/fonction des différents composants cellulaires eucaryotes

1. La membrane plasmique

La membrane plasmique est composée de phospholipides (PL), de cholestérol et de protéines. L'association des lipides entre eux mais aussi des lipides et des protéines se fait dans le respect des lois d'attractions des régions hydrophiles et hydrophobes dans un environnement aqueux (*voir :* Les phospholipides).

Certaines protéines peuvent, par l'intermédiaire d'acides aminés hydrophobes ou hydrophiles qui la composent, s'insérer dans la membrane.

Figure 51 Interactions entre molécules au sein de la membrane

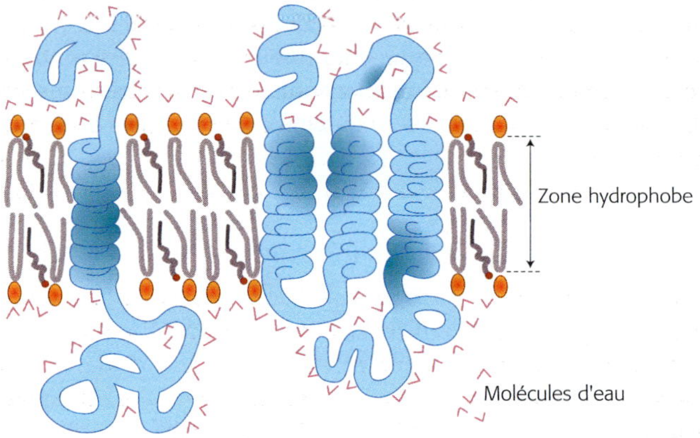

PL, cholestérol et protéines s'associent donc par l'intermédiaire de liaisons faibles, ce qui rend l'ensemble extrêmement dynamique. En effet, chaque élément peut se déplacer dans le plan de la membrane pour former un modèle structural nommé **mosaïque fluide**.

Figure 52 Modèle de structure membranaire

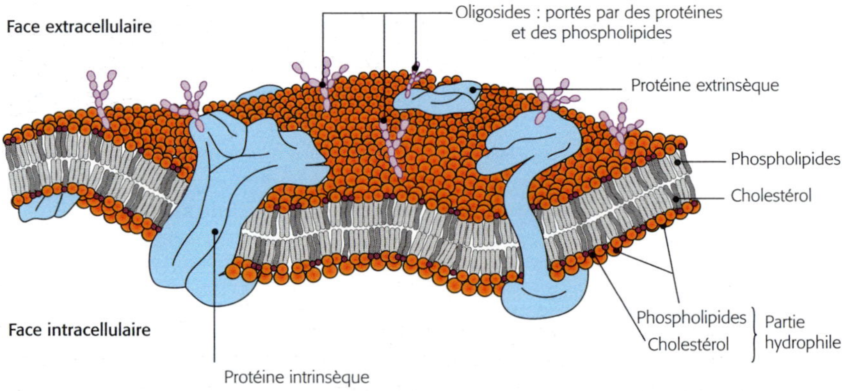

On note que des glucides peuvent être liés de façon covalente aux lipides ou aux protéines de la face extracellulaire formant des **glycolipides** ou des **glycoprotéines**.

Les fonctions de la membrane sont :

- limiter les compartiments intracellulaire et extracellulaire ;
- définir et contrôler les échanges entre ces deux compartiments ;
- porter les systèmes de reconnaissance et de communication intercellulaires.

DES PROTÉINES DIFFÉRENTES, DES FONCTIONS CELLULAIRES DIFFÉRENTES !

On peut se demander ce qui permet à un nombre limité de cellules d'être sensible à l'action d'une hormone alors que toutes les autres cellules de l'organisme demeurent insensibles.

La mélatonine, du décalage horaire à la dépression !

La mélatonine (hormone issue du tryptophane) est sécrétée par la glande pinéale située dans le cerveau. Lorsque la rétine perçoit la lumière, elle envoie des informations à cette glande et inhibe la sécrétion de la mélatonine. Lors des phases d'obscurité, la glande sécrète l'hormone dont la libération devient cyclique (jour(-)/nuit(+)). Les récepteurs de l'hormone sont présents sur certaines cellules cérébrales (hypothalamus). Ainsi seules certaines cellules possèdent le récepteur de l'hormone dans leur membrane et vont répondre lors des pics de sécrétion. Le déferlement cyclique et l'action de l'hormone sur ces régions sont à l'origine du cycle circadien (rythme biologique de 24 h). Les perturbations de la sécrétion de mélatonine, et donc du cycle circadien au cours des vols long-courriers ou des baisses de luminosité hivernale, sont à l'origine des phénomènes de décalage horaire et de dépression.

Les protéines associées aux membranes ont diverses fonctions spécifiques. Ce sont :
- des **récepteurs** qui perçoivent des informations extracellulaires ;
- des **transporteurs** qui facilitent le passage de molécules de part et d'autre de la membrane ;
- des **enzymes** qui transforment des substrats intracellulaire ou extracellulaire ;
- des **protéines d'ancrage** qui lient les cellules entre elles ou à d'autres molécules du liquide interstitiel.

Figure 53 Fonction des protéines membranaires

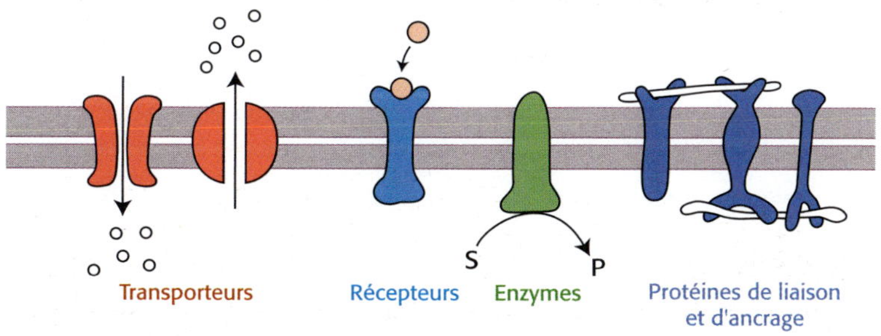

2. Le noyau

Le noyau est délimité par une enveloppe nucléaire composée de deux membranes. Sur cette enveloppe, on observe au MET des pores permettant des échanges entre le cytoplasme, extérieur, et la **chromatine**, intérieure. Cette chromatine se présente sous deux formes : sombre, l'hétérochromatine, ou claire, l'euchromatine.

La chromatine est composée d'acide désoxyribonucléique (ADN) et de protéines. **L'ADN est le support de l'information génétique**. Chez l'homme, l'information est répartie sur 46 molécules d'ADN. Ces molécules proviennent de la fusion de 23 molécules d'un spermatozoïde et de 23 molécules d'un ovule. Il existe donc, chez l'homme, 23 paires de molécules d'ADN.

Le nucléole est la région qui assure la fabrication des ribosomes.

Le noyau est donc le protecteur de l'information génétique.

3. Le cytosol

Principalement constitué d'eau, le cytosol contient des ions et molécules (glucidiques, protidiques, lipidiques et nucléiques). Sa richesse en protéines le rend visqueux. Il est le siège d'un grand nombre de réactions biochimiques de synthèse et de dégradation. On y trouve une quantité importante de ribosomes qui participent à la synthèse des protéines.

4. Le réticulum endoplasmique

Le réticulum endoplasmique (RE) correspond à un réseau membranaire en continuité avec l'enveloppe nucléaire. La membrane du RE sépare le cytosol de la lumière du RE (l'intérieur du RE). On trouve deux sortes de RE qui diffèrent par la présence ou l'absence de ribosomes.

La forme associée aux ribosomes est appelée RE granuleux (ou granulaire) ou rugueux (REG ou RER). La fonction du REG est déterminée par la présence des ribosomes capables de synthétiser les protéines. Le REG est donc le siège de la synthèse de certaines protéines. Les protéines synthétisées dans la lumière du REG subissent des modifications comme l'addition de glucides, formant des glycoprotéines ou des hydrolyses partielles, activant la protéine nouvellement synthétisée.

La forme dépourvue de ribosomes est appelée RE lisse (REL). Ce REL est le siège de la synthèse des lipides, du stockage du calcium et participe dans certaines cellules à l'élimination des produits exogènes (ex. : médicaments) et à la synthèse d'hormones stéroïdiennes.

HÉPATITE AIGUË MÉDICAMENTEUSE, QUAND LE REMÈDE FAIT PLUS DE MAL QUE DE BIEN !

Les principes actifs des médicaments sont souvent hydrophobes afin de pouvoir franchir les membranes. Lorsque le principe actif d'un médicament passe par le foie, les hépatocytes tentent d'augmenter son caractère hydrophile afin d'assurer son élimination par les reins. Ces modifications sont réalisées au niveau du REL des hépatocytes par des systèmes enzymatiques de biotransformation qui ajoutent des groupements polaires. Parfois, les produits biotransformés sont hépatotoxiques et détruisent directement ou indirectement la cellule, par un mécanisme impliquant une réaction immuno-allergique. C'est en tentant d'éliminer l'exogène que le foie s'intoxique et que la majorité des hépatites aiguës médicamenteuses apparaissent.

5. L'appareil de Golgi

L'appareil de Golgi est composé d'un empilement de saccules, souvent incurvés, appelés **dictyosome**. Il réalise un lien entre le REG et la membrane plasmique. Les protéines synthétisées dans le REG gagnent l'appareil de Golgi par l'intermédiaire de vésicules. Dans la lumière du Golgi les protéines peuvent connaître de nouvelles modifications. Les protéines sont ensuite stockées dans deux types de vésicules : les **vésicules de sécrétion**, dont le contenu est libéré au niveau de la membrane plasmique et les **lysosomes**, riches en enzymes hydrolytiques assurant la digestion intracellulaire (*voir* : Les échanges avec le milieu extérieur).

6. La mitochondrie

La mitochondrie est formée de deux membranes, la membrane interne étant plus grande que la membrane externe. De cette disproportion de taille naissent les invaginations, ou crêtes mitochondriales, de la membrane interne. D'ailleurs, en plaçant les mitochondries dans un milieu légèrement hypotonique, il est possible de provoquer le gonflement de la mitochondrie jusqu'à éclatement de la membrane externe par osmose (l'eau entre dans la mitochondrie, hypotonique vers hypertonique) et dilatation de la membrane interne. La membrane interne est le site de la respiration cellulaire consommant l'O_2 de la respiration et produisant de l'énergie. Plus le nombre de mitochondries et de crêtes est important dans une cellule, et plus cette dernière est capable de respirer et de produire de l'énergie. La matrice est le siège d'un grand nombre de réactions biochimiques notamment le (célèbre) cycle de Krebs responsable de la production de CO_2, éliminé par la respiration.

Figure 54 Mitochondrie

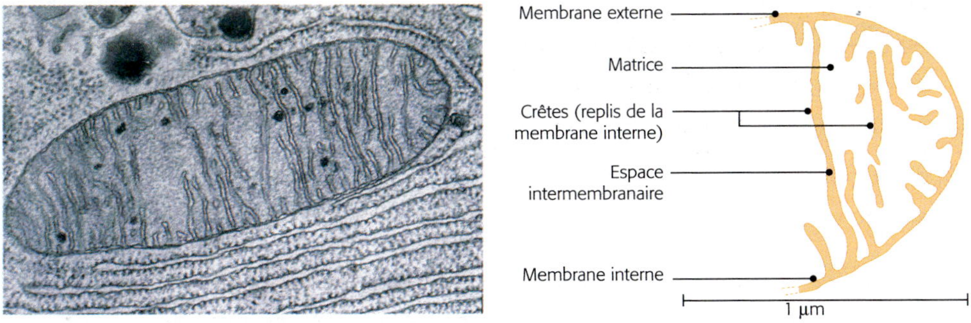

DE L'ADN DANS LES MITOCHONDRIES !

La présence d'ADN dans la mitochondrie ainsi que la structure de cette dernière ne sont pas sans rappeler certaines bactéries. Des travaux menés sur une bactérie, *Rickettsia prowazekii*, l'agent étiologique du typhus exanthématique, ont montré que son ADN était très proche de celui des mitochondries. Cette bactérie est un parasite intracellulaire obligatoire ; elle doit, pour survivre et être infectieuse, gagner le milieu intracellulaire. Ces résultats viennent conforter la **théorie endosymbiotique**, selon laquelle une cellule primitive aurait intégré, il y a quelques milliards d'années, une bactérie (probablement un ancêtre de *Rickettsia*) qui aurait, avec le temps, donné naissance à la mitochondrie telle que nous la connaissons !

Agent étiologique : cause.
Typhus exanthématique : maladie transmise par le pou porteur de *Rickettsia prowazekii* se traduisant par une fièvre élevée et persistante, profonde torpeur (typhos) et une éruption cutanée (exanthème).

7. Le cytosquelette

Il est formé de **fibres protéiques** issues de la polymérisation de monomères. Les phénomènes contrôlés de polymérisation/dépolymérisation créent un réseau extrêmement dynamique assurant à la fois la forme de la cellule (comme les axones des neurones ou les microvillosités des entérocytes) et le déplacement des organites.
On trouve aussi, à proximité du noyau, le **centrosome**, composé de deux **centrioles**, qui joue un rôle clé dans l'organisation du cytosquelette au cours de la division cellulaire.

3 La relation structure/fonction des différents composants cellulaires procaryotes

Les bactéries sont des micro-organismes unicellulaires, **procaryotes** car le matériel génétique est libre dans le cytoplasme. Elles sont dépourvues d'organites. L'étude de plusieurs espèces, notamment au MET, a permis d'identifier des éléments **constants**, toujours présents, et des éléments facultatifs ou **inconstants**, présents seulement chez certaines bactéries.

Figure 55 Structure schématique type d'une bactérie

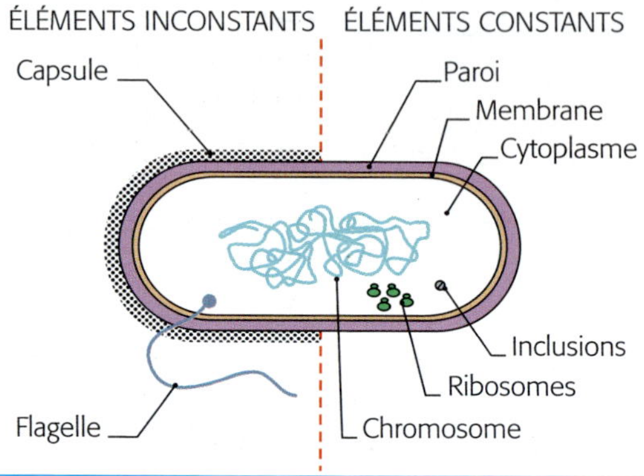

Parmi les éléments facultatifs, on trouve des petits fragments d'ADN circulaire, les plasmides (non représenté sur le schéma) qui peuvent être transmis d'une bactérie à l'autre, appartenant à une même espèce ou à des espèces proches.

La paroi, de la forme à l'outil d'identification

Dans la nature, les bactéries ont des formes variées, mais dans le milieu hospitalier elles sont en majorité rondes, cylindriques ou spiralées. Leur observation régulière au laboratoire de microbiologie permet d'orienter l'identification de l'agent étiologique. Grâce à la coloration, simple et rapide à réaliser, mise au point par **Hans Christian Gram**, dont elle porte le nom, on peut distinguer les micro-organismes selon leur paroi : les bactéries à Gram − sont roses, les bactéries à Gram + sont violettes. L'observation au microscope optique permet donc de définir la forme et le Gram de la bactérie en quelques minutes et d'orienter l'identification. Cette orientation associée à la symptomatologie et au contexte clinique peut déterminer rapidement une thérapie ciblée. Certaines bactéries ont une paroi particulièrement résistante et ne sont pas colorées par la coloration de Gram, c'est le cas des mycobactéries, appelées bacilles acido-alcoolo-résistants (BAAR) comme *Mycobacterium tuberculosis* (ou bacille de Koch, BK), agent de la tuberculose.

Figure 56 Coloration de Gram sur *Bacillus anthracis* (bactérie du charbon)

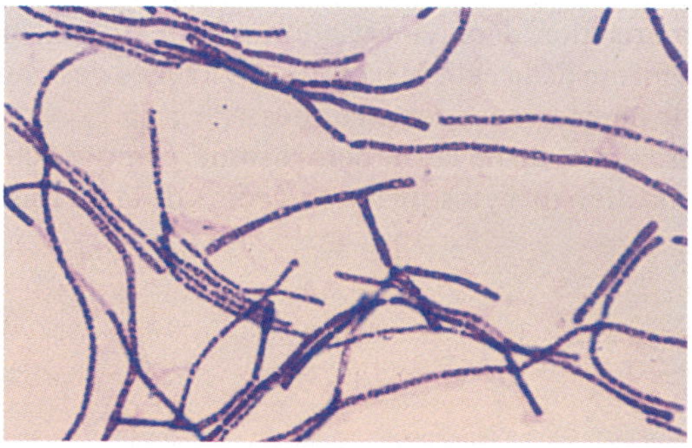

Démarche d'identification bactérienne

Forme	Nom	Gram	Exemples d'orientation	Exemples d'espèces et de pathologies
Ronde	Coque	Gram +	Groupés en chaînettes *Streptococcus*	*Streptococcus pyogenes* Angines bactériennes
			Groupés en grappes *Staphylococcus*	*Staphylococcus aureus* Intoxications alimentaires
		Gram −	Diplocoque en forme de grains de café *Neisseria*	*Neisseria meningitidis* Méningites
Cylindrique	Bacille	Gram +	Groupés en « tiges de bambou » présentant une spore non colorée au gram *Bacillus*	*Bacillus anthracis* Anthrax
		Gram −	Polymorphe *Entérobactéries*	*Escherichia coli* Gastroentérites
Spiralée	Spirille	Gram +	Helicobacter	*Helicobacter pylori* Ulcère gastrique

LA PAROI, CIBLE THÉRAPEUTIQUE !

Sir **Alexander Fleming** découvre, accidentellement en 1928, la pénicilline à partir d'une culture de *Penicillium notatum* (un champignon microscopique) qui avait empêché la croissance d'une souche de *Staphylococcus*, sur une boîte de culture oubliée. Cette molécule est capable d'inhiber la croissance d'un grand nombre de bactéries, en empêchant la synthèse du peptidoglycane, constituant majeur de la paroi des bactéries. Cette spécificité d'action fait de cet antibiotique un outil thérapeutique de choix car il n'affecte pas les cellules eucaryotes humaines dépourvues de paroi.
Au-delà de la portée considérable dans le domaine thérapeutique, cette formidable découverte permet d'approcher les mécanismes qui régissent l'équilibre des écosystèmes microscopiques. Dans une tranquillité apparente, les micro-organismes se livrent à une guerre microbicide, liant tour à tour guerre de position pour les espèces immobiles, guerre de mouvement pour les espèces pourvues de flagelles mais aussi missiles stratégiques, les antibiotiques. La découverte des antimissiles ne tarda pas, puisqu'en 1940 fut décrit le premier système enzymatique d'inactivation de la pénicilline. L'homme découvrait les pénicillinases qui annonçaient l'ère d'une autre lutte, celle de l'homme contre les bactéries résistantes.

4 Les échanges avec le milieu extérieur

Le passage de la membrane plasmique est l'obstacle à franchir. Mosaïque fluide, hydrophobe en son centre, dans laquelle les phospholipides et les protéines peuvent se déplacer, elle est aussi capable de se déformer pour créer des vésicules afin de récupérer des éléments extracellulaires ou de libérer le contenu de vésicules dans ce même milieu.

(A) Les phénomènes de diffusion simple, facilitée et de transport actif

Figure 57 Diffusion simple, facilitée et de transport actif

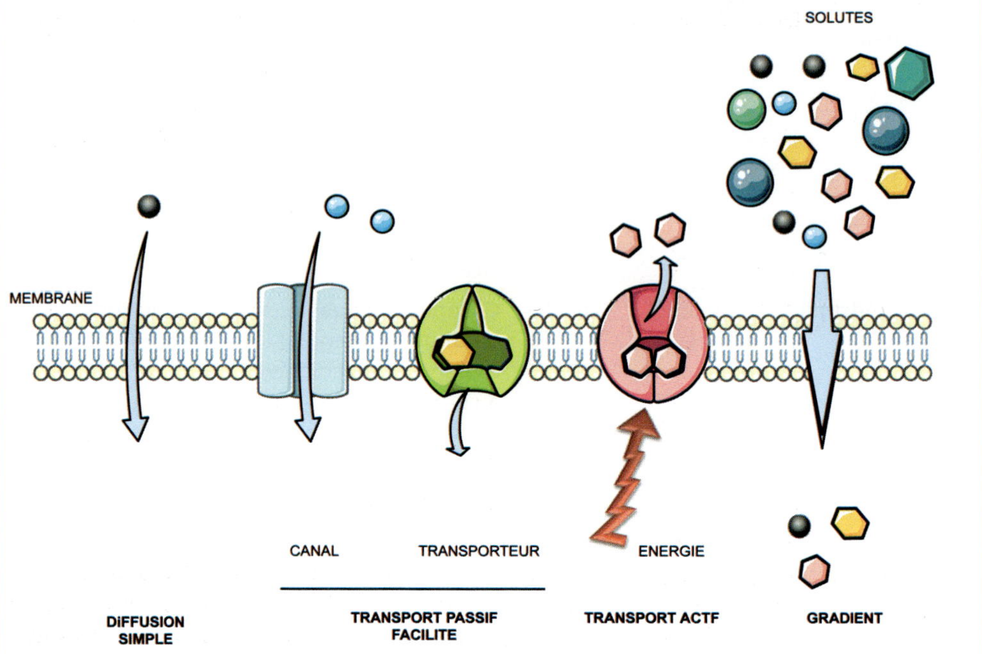

1. La diffusion simple

Les petites molécules hydrophobes sont capables de franchir la membrane dans le respect des lois physiques (concentration et pression partielle). Ce passage, appelé **diffusion simple**, concerne principalement les gaz (O_2, CO_2...) et autres molécules organiques hydrophobes, comme les acides gras. Les petites molécules hydrophiles (H_2O, éthanol, urée...) diffusent aussi simplement, mais dans des proportions moins importantes.

2. Le transport passif facilité

Les molécules de taille plus importante et les plus hydrophiles peuvent franchir la membrane par l'intermédiaire d'un médiateur protéique. Il existe deux sortes de médiateurs : ceux formant des **canaux** et d'autres, doués de changement de conformation spatiale, les **transporteurs**. Le transport respectant une fois encore le gradient électrochimique est appelé **transport passif facilité**.

Au cours de la diffusion simple, c'est l'importance du gradient qui détermine la vitesse de transport. Il existe une relation de proportionnalité entre les deux paramètres, de sorte que la vitesse de transport augmente de façon proportionnelle au gradient. Dans le cas du transport facilité, on observe un phénomène de saturation. En effet, lorsque la concentration en solutés dépasse le nombre de transporteurs, le système atteint sa limite de transport par unité de temps (vitesse) et l'augmentation du gradient ne permet plus d'augmenter la vitesse de transport.

Figure 58
Cinétique de diffusion facilitée

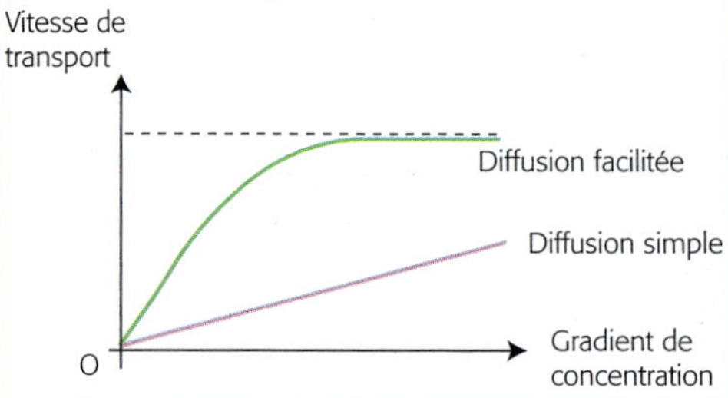

Les transporteurs diffèrent par le nombre de substances transportées. L'**uniport** transporte une seule molécule, le **symport**, plusieurs molécules dans le même sens et l'**antiport**, plusieurs dans des sens opposés.

Figure 59 Différents types de transports classés suivant le nombre d'espèces transportées

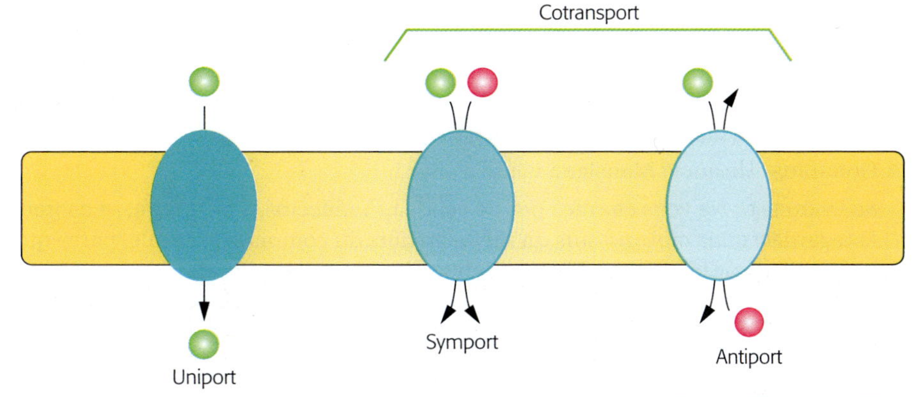

GLYCOSURIE, QUAND LES TRANSPORTEURS SATURENT, ET QUE MOLIÈRE S'EN RAILLE !

La fabrication de l'urine passe par plusieurs étapes menant l'urine primitive, de composition proche de celle du plasma, à l'urine définitive, résultant, notamment, de la récupération de certains éléments importants pour l'organisme. Le glucose se trouve naturellement dans l'urine primitive qui possède la même concentration en glucose que le plasma. L'absence de glucose dans l'urine définitive provient de sa récupération par certaines cellules. Il s'agit d'un symport Na^+/glucose qui se fait dans le sens du gradient, donc d'un transport facilité. Le nombre de transporteurs permet de récupérer la totalité du glucose contenue dans l'urine primitive tant que celle-ci n'excède pas 1,8 g/L. Au-delà de cette valeur, le glucose n'est plus réabsorbé totalement et l'on retrouve du glucose dans les urines. La glycosurie est un témoin de la glycémie qui apparaît lorsque la glycémie dépasse 1,8 g/L (10 mmol/L). Goûter les urines faisait partie de l'art du diagnostic des médecins jusqu'au XIXe siècle et ce célèbre passage du *Médecin volant* de Molière en témoigne.

Figure 60 Effets de la glycémie sur la réabsorption de glucose

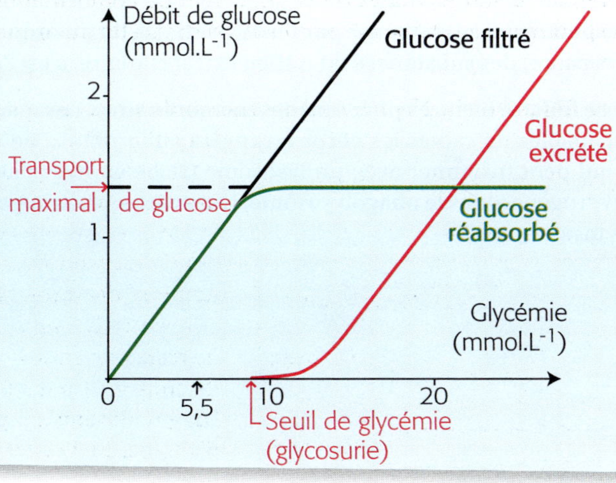

SGANARELLE : Il n'importe : le sang du père et de la fille ne sont qu'une même chose ; et par l'altération de celui du père, je puis connaître la maladie de la fille. Monsieur Gorgibus, y aurait-il moyen de voir de l'urine de l'égrotante?

GORGIBUS : Oui-da ; Sabine, vite allez quérir de l'urine de ma fille. Monsieur le médecin, j'ai grand'peur qu'elle ne meure.

SGANARELLE : Ah ! Qu'elle s'en garde bien ! Il ne faut pas qu'elle s'amuse à se laisser mourir sans l'ordonnance du médecin. Voilà de l'urine qui marque grande chaleur, grande inflammation dans les intestins : elle n'est pas tant mauvaise pourtant.

GORGIBUS : Hé quoi ? Monsieur, vous l'avalez ?

SGANARELLE : Ne vous étonnez pas de cela ! Les médecins, d'ordinaire, se contentent de la regarder ; mais moi, qui suis un médecin hors du commun, je l'avale, parce qu'avec le goût je discerne bien mieux la cause et les suites de la maladie. Mais, à vous dire la vérité, il y en avait trop peu pour asseoir un bon jugement : qu'on la fasse encore pisser.

SABINE : J'ai bien eu de la peine à la faire pisser.

SGANARELLE : Que cela ? Voilà bien de quoi ! Faites-la pisser copieusement, copieusement. Si tous les malades pissent de la sorte, je veux être médecin toute ma vie.

SABINE : Voilà tout ce qu'on peut avoir : elle ne peut pas pisser davantage.

SGANARELLE : Quoi ? Monsieur Gorgibus, votre fille ne pisse que des gouttes ? Voilà une pauvre pisseuse que votre fille ; je vois bien qu'il faudra que je lui ordonne une potion pissative. N'y aurait-il pas moyen de voir la malade ?

Molière, *Le médecin volant*, scène IV

3. Le transport actif

Il est parfois nécessaire pour la cellule de disposer d'un système capable de transporter les substances dans le sens inverse du gradient électrochimique. Ce système doit, pour fonctionner, être alimenté en énergie qui assure les changements de conformation spatiale indispensables au transport.

(B) *Les phénomènes vésiculaires*

Les protéines synthétisées dans le REG transitent par l'appareil de Golgi et sont stockées provisoirement dans des vésicules. Les vésicules de sécrétion vont fusionner avec la membrane plasmique et leur contenu sera libéré dans le milieu extracellulaire par **exocytose**.

La membrane peut aussi se déformer par l'intermédiaire du cytosquelette et de produire une vésicule qui va capter des substances du milieu extracellulaire, c'est l'**endocytose**.

La phagocytose illustre bien ces phénomènes membranaires. Les macrophages (forme de leucocyte) sont capables de capter les corps étrangers en formant une vésicule d'endocytose le phagosome, qui peut fusionner avec un lysosome (riche en hydrolases). Les hydrolases et le peroxyde d'hydrogène, dans le phagolysosome, lysent le corps étranger et les débris sont éliminés par exocytose.

Figure 61 Lysosomes et digestion intracellulaire

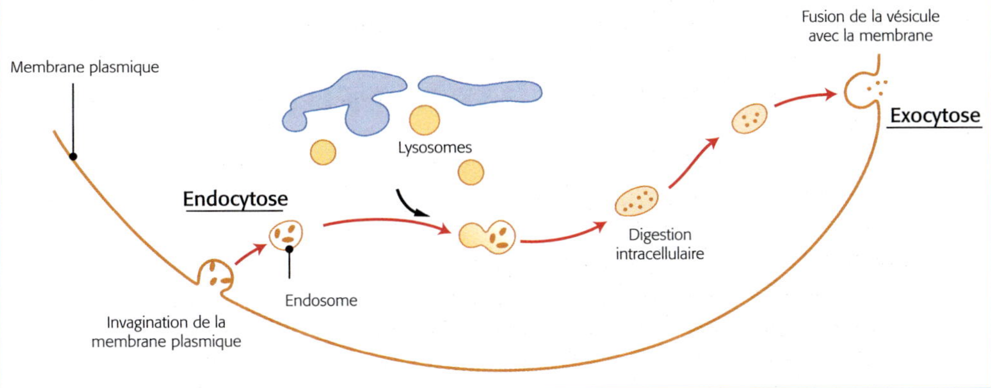

Les macrophages et les polynucléaires neutrophiles possèdent des enzymes lysosomiales qui produisent des dérivés toxiques de l'oxygène, le peroxyde d'hydrogène, l'anion superoxyde et l'oxyde nitrique. Ces composés sont toxiques pour les bactéries et permettent aux phagocytes (cellules douées de phagocytose) de détruire les agents pathogènes au cours de la phagocytose. Certaines bactéries, comme *Mycobacterium tuberculosis* (agent de la tuberculose), tentent d'échapper à ce « stress oxydant » bactéricide en empêchant la fusion du phagosome et du lysosome. D'autres bactéries comme *Listeria monocytogenes* (agent de la listériose) sortent de la vésicule d'endocytose avant la fusion et enfin, certaines, comme *Staphylococcus aureus*, possèdent des enzymes, les catalases, qui transforment le peroxyde d'hydrogène et l'inactive.

Réaction biochimique de l'inactivation du peroxyde d'hydrogène par les catalases :

$$2\,H_2O_2 \xrightarrow{\text{Catalase}} 2\,H_2O + O_2$$

LE PUS, SIGNE VISIBLE DU CHAMP DE COMBAT !

Au cours de l'élimination des bactéries par les macrophages, il arrive que les phagocytes meurent. L'ensemble des cadavres cellulaires constitue le pus dans lequel très souvent les bactéries ont réussi à échapper au système immunitaire. Ces bactéries sont dites pyogènes. Certains patients ne produisent pas les enzymes responsables de la fabrication des dérivés toxiques de l'oxygène et sont donc sensibles aux infections bactérienne et fongique. La granulomatose septique est une maladie familiale caractérisée chez l'enfant par des infections, principalement à *Staphylococcus* et *Aspergillus* (champignon), multiples, graves et répétées. Les bases moléculaires de cette maladie reposent sur l'incapacité des phagocytes et surtout des neutrophiles à produire en masse des ions superoxyde.

8

Le métabolisme cellulaire

1 Généralités sur le métabolisme

Le **catabolisme** est l'ensemble des réactions biochimiques de dégradation. Il est globalement générateur d'énergie.
L'**anabolisme** est l'ensemble des réactions biochimiques de synthèse. Il est globalement coûteux en énergie.
Le **métabolisme** est l'ensemble des réactions biochimiques de synthèse et de dégradation, donc le résultat du catabolisme et de l'anabolisme.

2 Le métabolisme des acides nucléiques

L'ADN est composé de deux brins complémentaires liés par des liaisons faibles. Chaque brin est un polymère de désoxyribonucléotides. Chaque désoxyribonucléotide est composé d'un phosphate lié à un ose (le désoxyribose) lui-même lié à une base azotée. On trouve quatre bases azotées dans l'ADN : l'adénine (A), la thymine (T), la guanine (G) et la cytosine (C).

Les deux brins d'ADN ne s'associent pas dans le même sens mais respectent la complémentarité des bases où A est complémentaire de T, et G de C.

C'est l'ordre des bases dans la molécule qui définit la séquence du **gène**. La plupart des gènes, par leur séquence, portent l'information nécessaire à la synthèse d'une protéine. L'ensemble des gènes constitue le **génome**.

Figure 62 Structure de l'ADN

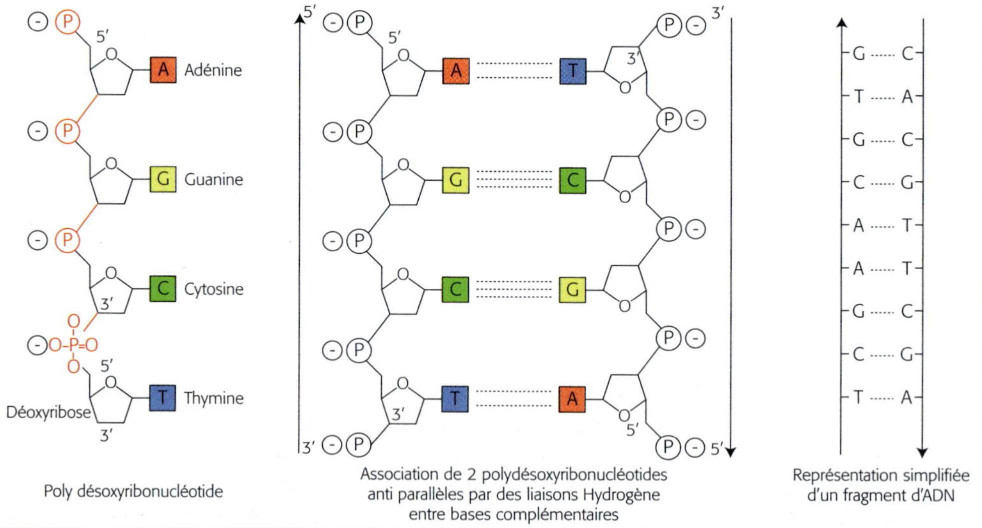

La synthèse d'ADN est nécessaire avant la division cellulaire pour que chaque cellule hérite de la même information génétique. L'**ADN polymérase** est une enzyme capable de « lire » un brin et de synthétiser son complémentaire. Ainsi, en séparant les deux brins (rupture des liaisons faibles A/T et G/C) et en appliquant simultanément une ADN polymérase sur chaque brin, on double la quantité d'ADN, et chaque molécule nouvellement formée est en fait l'hybride d'un brin néoformé et d'un brin ayant servi de matrice. Le mécanisme de synthèse appelé **réplication** est **semi-conservatif** et se déroule au cours de la phase S (étape du cycle cellulaire).

Figure 63
Mécanisme de la réplication de l'ADN

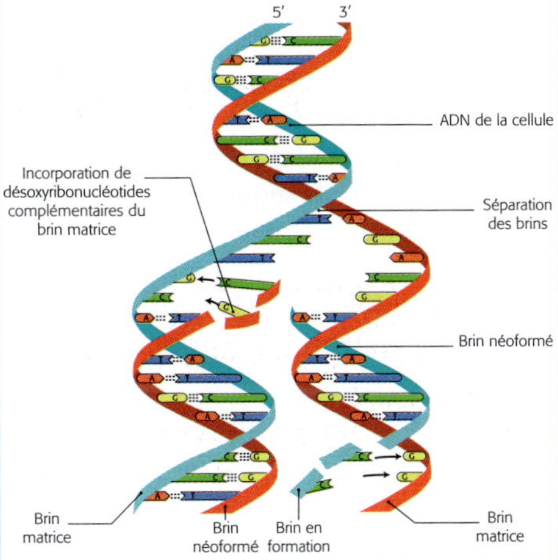

L'expression d'un gène correspond aux étapes qui permettent à partir de la séquence d'ADN de produire une protéine. Dans un premier temps, la **transcription** réalise une copie du gène sous la forme d'un acide ribonucléique messager (ARN_m). Cet ARN_m gagne ensuite les ribosomes qui effectuent une **traduction** du message porté par la séquence de l'ARN_m en créant une séquence peptidique conforme au message. Le passage par une copie d'ARN_m permet, notamment, de préserver l'intégrité du génome qui reste confiné dans le noyau, mais aussi de multiplier le nombre de synthèses simultanées.

Figure 64 Synthèse protéique

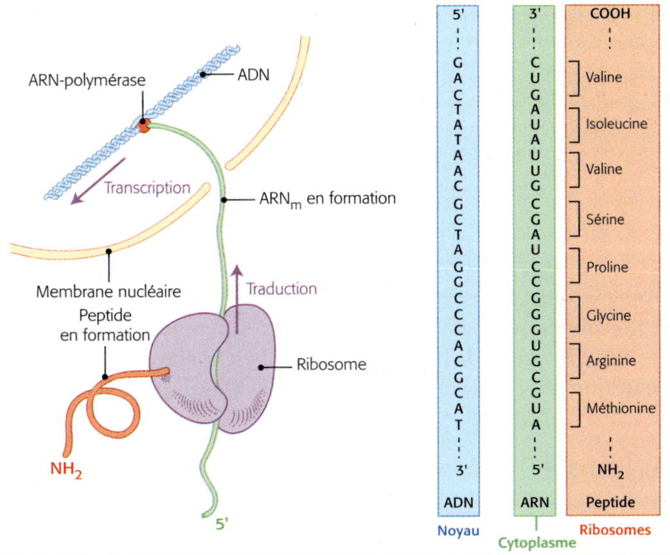

L'EXPRESSION DES GÈNES, UNE VISION CULINAIRE !

Le génome peut être comparé à un livre de recettes dans lequel chaque recette correspond à un gène et où les ribosomes seraient les cuisiniers capables de lire la recette et d'associer les ingrédients, les acides aminés, pour former le plat, la protéine. Comme l'ADN ne peut quitter le noyau, il est nécessaire de faire une copie de la recette apte à gagner les ribosomes. Cette copie, l'ARNm, est lue par les ribosomes dans le cytoplasme et les ingrédients sont ajoutés par lecture de la copie. Le plat est prêt et conforme à la recette originale restée dans le noyau !

La synthèse des protéines, par les ribosomes du cytoplasme ou du REG, est-elle le fruit du hasard ?

Nous avons vu que la séquence primaire des protéines (ordre des acides aminés dans la protéine) peut déterminer la forme et la fonction de ces dernières. La synthèse des protéines démarre toujours dans le cytoplasme par les ribosomes cytoplasmiques. Les ribosomes ajoutent des acides aminés dans l'ordre imposé par l'ARN_m. La lecture de l'ARN_m et la synthèse de la protéine sont réalisées de façon simultanée par le ribosome ; ainsi, au cours de la progression du ribosome, la séquence primaire de la protéine est dévoilée. Certaines séquences sont reconnues par des éléments cytoplasmiques qui arrêtent transitoirement la traduction jusqu'à la fixation du ribosome sur le REG. La traduction redémarre et la protéine est « injectée » au cours de sa synthèse dans la lumière du REG. Les protéines qui ne possèdent pas cette séquence indicatrice poursuivent leur synthèse dans le cytoplasme.

3 Le métabolisme énergétique

A L'ATP

Si l'énergie libérée par le catabolisme n'est pas immédiatement récupérée, elle se dissipe sous la forme de chaleur. La molécule d'adénosine triphosphate (ATP) permet de récupérer cette énergie et de la stocker transitoirement, jusqu'à une utilisation ultérieure.

Figure 65 Formule développée et représentation simplifiée de l'ATP

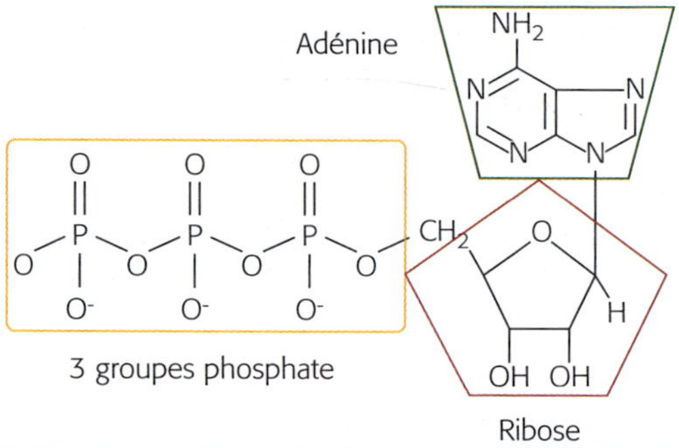

L'énergie est stockée dans les liaisons entre les groupements phosphates, souvent symbolisée par le signe ~. L'hydrolyse de la liaison libère de l'adénosine diphosphate (ADP), un phosphate (appelé inorganique, Pi) et de l'énergie (environ 30 kJ) qui peut être utilisée pour des réactions anaboliques.

Réaction d'hydrolyse de l'ATP :

$$ATP + H_2O \underset{\text{Synthèse}}{\overset{\text{Hydrolyse}}{\rightleftarrows}} ADP + Pi + \text{énergie}$$

Les réactions du catabolisme sont donc parfois couplées à la réaction précédente, dans le sens de la synthèse. L'énergie contenue dans les nutriments, en grande partie issus de la digestion des aliments, est récupérée au cours de leur catabolisme cellulaire.

La quantité d'énergie est variable selon les aliments et dépend de la proportion en glucides, lipides et protides.

Ration alimentaire et valeurs énergétiques

Nature	Proportions alimentaires recommandées	Quantité d'énergie contenue dans 1 gramme (kJ et kcal)	
Glucides	50-55 %	17 kJ	4 kcal
Lipides	25-30 %	38 kJ	9 kcal
Protides	15 %	17 kJ	4 kcal

B) Les rôles des micronutriments

Certaines vitamines sont des précurseurs de coenzymes qui participent aux réactions enzymatiques. Un coenzyme, très utilisé dans le métabolisme énergétique, le NAD^+ (Nicotinamide adénine dinucléotide), provient de la vitamine B3. Ce coenzyme associé aux réactions d'oxydoréduction passe d'un état oxydé (NAD^+) à un état réduit (NADH, H^+).

C) La formation d'ATP à partir du glucose

Le glucose est utilisé par toutes les cellules de l'organisme. Son catabolisme complet aérobie (en présence d'O_2) conduit à la synthèse de CO_2 et de H_2O selon la réaction de combustion suivante :

$$C_6H_{12}O_6 + 6\,O_2 \rightarrow 6\,CO_2 + 6\,H_2O$$

Il s'agit d'une réaction d'oxydation au cours de laquelle l'organisme est capable de produire 38 molécules d'ATP.

1. La production d'ATP dans le cytosol

Le glucose entre dans la cellule *via* des transporteurs membranaires ; il est alors pris en charge par une série de réactions enzymatiques, la **glycolyse**, qui produit 2 molécules d'ATP et 2 acides pyruviques (3 carbones) par molécule de glucose (6 carbones). La glycolyse est globalement une suite de réactions oxydatives ce qui suggère que des électrons et des protons sont perdus. Ces derniers sont récupérés par le NAD^+ qui est réduit en NADH, H^+ (fig. 66).

L'équation bilan de la glycolyse est la suivante :

$$\text{Glucose} + 2\,NAD^+ + 2\,ADP + 2\,Pi \rightarrow 2\ \text{acide pyruvique} + 2\,NADH, H^+ + 2\,ATP$$

LE NAD⁺, LE NŒUD DU PROBLÈME !

On peut croire, à tort, que tant que le glucose est apporté en quantité suffisante la production d'ATP par la glycolyse est possible. Cependant, la quantité de NAD^+ est limitée dans la cellule et son épuisement stoppe la glycolyse qui ne peut plus trouver d'accepteur d'électrons et de protons. L'oxydation du glucose s'arrête ! Il faut donc retransformer le NADH, H^+ en NAD^+.

2. La régénération anaérobie du NAD^+ dans le cytosol, la fermentation

Il existe dans certaines cellules (ex. : les myocytes) une enzyme, la lactate déshydrogénase (LDH), capable de transformer l'acide pyruvique en acide lactique. Au cours de cette réaction de réduction les électrons et les protons sont récupérés du NADH, H^+, qui devient du NAD^+, et donnés à l'acide pyruvique qui devient de l'acide lactique.

Cette régénération **anaérobie**, sans apport d'O_2, est appelée **fermentation** (fig. 66).

3. La régénération aérobie du NAD^+ dans la mitochondrie, la respiration

L'acide pyruvique entre dans la mitochondrie où il subit une première décarboxylation (libération de CO_2). L'acétyl CoA formé va ensuite être démantelé par le cycle de Krebs qui termine l'oxydation du glucose par la libération de CO_2. L'acétyl CoA ($CH_3CO{\sim}SCoA$) entre dans le cycle de Krebs et ressort sous la forme de CO_2. Il s'agit bien d'une réaction d'oxydation et les électrons et protons perdus sont, notamment, transmis au NAD^+ qui passe sous la forme de NADH, H^+. Le cycle de Krebs accentue donc le déficit en coenzymes oxydés (sous la forme NAD^+).

Figure 66 Catabolisme du glucose dans le cytosol

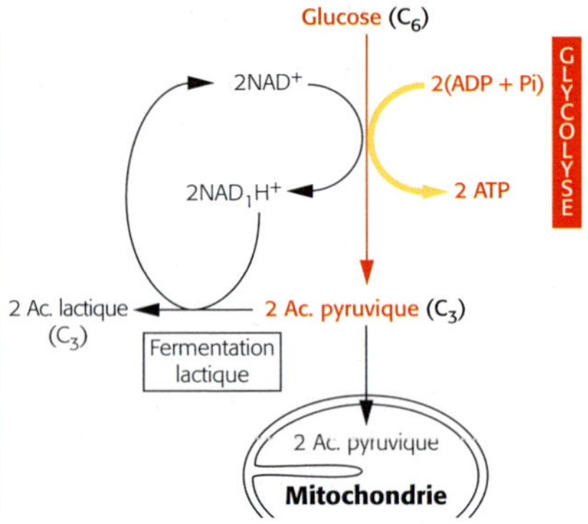

La régénération du NAD^+ est réalisée par une chaîne de transport d'électrons, la **chaîne respiratoire**, présente dans la membrane interne des mitochondries. Le NADH, H^+ donne ses électrons et ses protons à la chaîne de transport, le NAD^+ est reformé et peut à nouveau réagir au niveau de la glycolyse et du cycle de Krebs. Certains éléments de la chaîne sont à la fois transporteurs d'électrons dans le plan de la membrane et transporteur de protons de la matrice vers l'espace compris entre les membranes interne et externe (espace périplasmique).

Les molécules de la chaîne respiratoire sont tour à tour réduites et oxydées par le passage des électrons alors que les H^+ sont transportés vers l'espace périplasmique. La membrane interne est imperméable aux H^+, leur passage n'est autorisé qu'au niveau de la chaîne respiratoire (dans le sens matrice vers espace périplasmique) et de canaux spécifiques, présents en grande quantité au niveau des crêtes mitochondriales (dans le sens espace périplasmique vers matrice). Le dernier transporteur de la chaîne transmet les électrons à l'O_2 (de l'air inspiré) pour former de l'eau. L'O_2 est l'accepteur final d'électrons ; sans lui, les électrons ne peuvent plus sortir de la chaîne de transporteurs qui sature et ne fonctionne plus ! En absence d'O_2, c'est la fermentation lactique qui prend le relais et qui régénère le NAD^+.

Le transport des électrons, couplé au transport des H^+, crée un gradient de part et d'autre de la membrane interne. Les H^+ vont par un phénomène de dialyse revenir dans la matrice. Le canal spécifique possède également une activité enzymatique **ATP synthase**, qui lui permet, à chaque fois que des H^+ l'empruntent, de fabriquer une molécule d'ATP à partir d'ADP et de Pi.

L'équation bilan correspond bien à une réaction d'oxydation par combustion avec libération d'énergie, récupérée sous la forme d'ATP, dans

Figure 67 Schéma simplifié du catabolisme du glucose

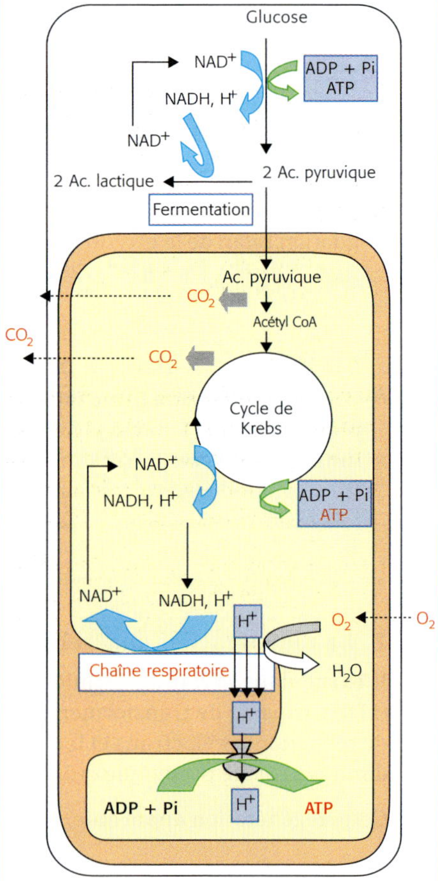

laquelle le glucose grâce à l'O_2 de l'air est oxydé en CO_2 (notamment au niveau du cycle de Krebs) et en H_2O.

$$C_6H_{12}O_6 + 6\,O_2 + 38\,ADP + 38\,Pi \rightarrow 6\,CO_2 + 6\,H_2O + 38\,ATP + \text{énergie}^*$$

* Une partie de l'énergie n'est pas utilisée pour produire de l'ATP car le système n'est pas parfait et son rendement n'est pas de 100 %. Cette énergie se dissipe sous la forme de chaleur.

BIGUANIDES, ACIDOSE LACTIQUE EXCEPTIONNELLE MAIS GRAVISSIME !

Les biguanides, molécules hypoglycémiantes, luttent contre l'insulino-résistance au niveau hépatique et musculaire. Médicament de première intention dans le traitement du diabète non insulino-dépendant avec insulino-résistance, il peut être à l'origine d'acidose lactique grave par blocage de la néoglucogenèse (synthèse du glucose à partir, notamment, des acides lactique et pyruvique). Lorsque la néoglucogenèse est bloquée l'acide lactique s'accumule, la lactatémie augmente, l'acidose métabolique apparaît. L'acidose crée une anoxie qui diminue l'apport en O_2 au niveau cellulaire ; la chaîne respiratoire s'arrête et la fermentation s'accentue, aggravant l'hyperlactatémie. L'insuffisance rénale peut être à l'origine d'une accumulation de biguanides dans l'organisme. Le tableau établi est une acidose métabolique gravissime (mortelle une fois sur deux) avec collapsus et anurie. Le traitement repose en grande partie sur la dialyse qui traite à la fois l'acidose et permet l'élimination des biguanides.

D La formation d'ATP à partir des lipides

Les triglycérides sont hydrolysés (c'est la lipolyse) en acides gras et glycérol. Le glycérol entre à un niveau avancé de la glycolyse et les acides gras passent dans la mitochondrie où ils sont oxydés en acétyl CoA par une série de réaction appelée la βoxydation. Ces réactions produisent une grande quantité de NADH, H^+ et l'acétyl CoA alimente le cycle de Krebs qui génère aussi du NADH, H^+.

Ces coenzymes réduits sont alors réoxydés par la chaîne respiratoire et permettent de produire une très grande quantité d'énergie.

E Les principales voies anaboliques

Au cours des périodes postprandiales, les substrats énergétiques abondants vont être stockés. Dans les muscles et le foie, le glucose est stocké sous la forme de glycogène : c'est la **glycogénogenèse**. La **lipogenèse** assure la synthèse des acides gras et leur combinaison avec le glycérol pour former des triglycérides, principalement dans les adipocytes, mais aussi dans les hépatocytes et les cellules musculaires.

Le foie est capable de synthétiser du glucose à partir de l'acide lactique, de l'acide pyruvique, de certains acides aminés et du glycérol : c'est la **néoglucogenèse**. Cette synthèse a lieu lorsque la glycémie chute et que le stock de glycogène est épuisé.

9

La vie des cellules somatiques et germinales

1 La place des cellules somatiques et germinales dans le cycle de vie

La rencontre des **gamètes** (ovule et spermatozoïde) appartenant à la lignée **germinale** permet la formation d'un zygote (œuf) qui va connaître une **prolifération cellulaire** extraordinaire afin de donner naissance à un individu composé de plusieurs milliers de milliards de cellules, rendues différentes par **différenciation cellulaire**. Les cellules n'appartenant pas à la lignée germinale, représentent la majorité des cellules de l'organisme appelées **cellules somatiques**. Au cours du cycle de la vie, les cellules somatiques remplissent les fonctions qui assurent le maintient de l'intégrité de l'organisme et les cellules germinales assurent la perpétuation de l'espèce.

Lignée germinale : ensemble des stades cellulaires aboutissant à la production des gamètes.

2 Le cycle cellulaire des cellules somatiques

Le cycle cellulaire est composé de deux phases, l'**interphase** et la **mitose**.

A L'interphase

Les cellules sont le plus souvent en interphase, au cours de laquelle on trouve une phase nommée G_0 (G = *gap* en anglais = intervalle). Durant cette phase G_0, dit état quiescent (sans activité prolifératrice), la cellule assure uniquement sa fonction.

Lorsque les conditions l'exigent (ex. : communication intercellulaire, facteur de croissance…), la cellule peut sortir de cet état et entrer en phase proliférative conduisant à la **division cellulaire**, ou **mitose**, et à la naissance de deux cellules filles identiques.

Les autres phases composant l'interphase préparent la cellule à la mitose. Avant la division cellulaire, la cellule doit doubler à l'identique son matériel génétique (ADN) afin de le distribuer équitablement entre les deux cellules filles. L'étude de la quantité d'ADN au cours du cycle cellulaire permet de définir les étapes de l'interphase, en particulier le moment de la duplication de l'ADN.

Pendant la **phase G_1**, la cellule prépare la réplication de l'ADN et franchit un moment crucial, le point de restriction, qui précipite la cellule vers la division cellulaire et les phases suivantes de l'interphase.

Au cours de la **phase S**, la quantité d'ADN augmente, c'est la réplication.

La **phase G_2** prépare la mitose.

Figure 68 Évolution de la quantité d'ADN par cellule lors du cycle cellulaire

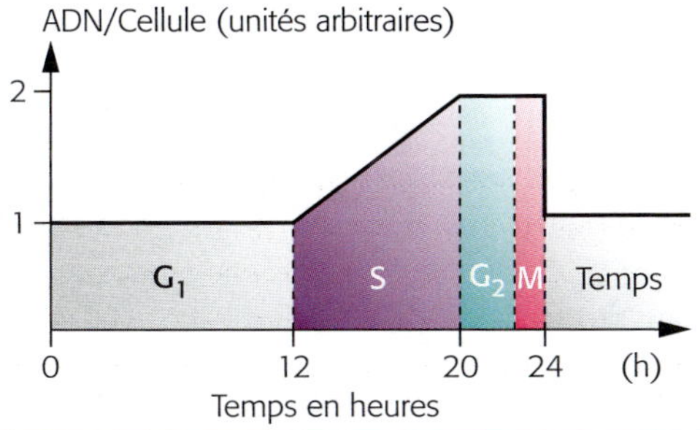

Figure 69 Représentation schématique du cycle cellulaire

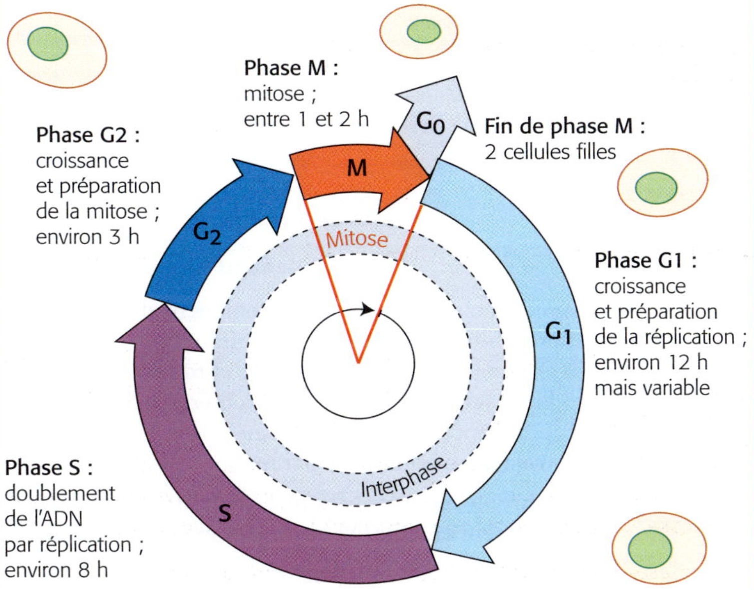

(B) La mitose

La mitose permet, avant tout, de répartir équitablement l'information génétique entre les deux cellules filles. On parle de **mitose équationnelle**.

L'ADN nucléaire est composé de 46 molécules qui vont être dupliquées au cours de la phase S, mais les hybrides (originaux/copies) restent physiquement liés. Ainsi, même si la quantité d'ADN double, le nombre de molécules reste identique jusqu'à la séparation des hybrides (en anaphase). Dans le noyau en interphase, l'ADN est sous la forme de chromatine (sorte de pelote) qui ne permet pas une répartition rapide et efficace des molécules. L'ADN s'organise donc en

« paquets » plus compacts, les **chromosomes métaphysiques**, qui correspondent aux molécules hybrides issues de la réplication associées à des protéines, les **histones**. Les hybrides, associés aux histones, sont alors appelés **chromatides** et restent liés par une région appelée **centromère**.

Figure 70 Ultrastructure du chromosome

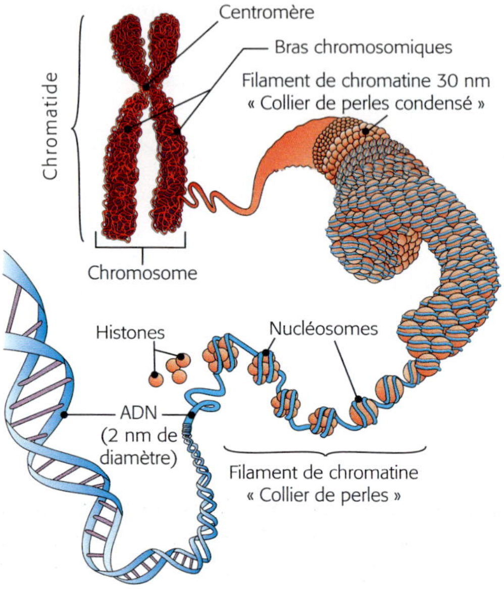

Phases de la mitose

Nom de la phase	Événements importants
Prophase	Les centrioles se dupliquent, s'éloignent et restent liés par des microtubules, créant le fuseau mitotique La chromatine se condense et les chromosomes métaphasiques apparaissent. Fixés par les centromères au fuseau, ils se déplacent et se rapprochent du centre du fuseau L'enveloppe nucléaire disparaît
Métaphase	Les chromosomes ont atteint la plaque équatoriale (centre du fuseau) et s'alignent afin que les chromatides d'un même chromosome se trouvent séparées par la plaque équatoriale
Anaphase	Les chromatides d'un même chromosome se séparent et se déplacent vers des centrosomes opposés
Télophase	Les chromosomes (à une chromatide) se décondensent Le fuseau disparaît L'enveloppe nucléaire se reforme

La **cytodiérèse** assure la séparation des deux cellules filles par étranglement du cytoplasme grâce au rapprochement et à la fusion de la membrane plasmique.

Figure 71 Déroulement de la mitose

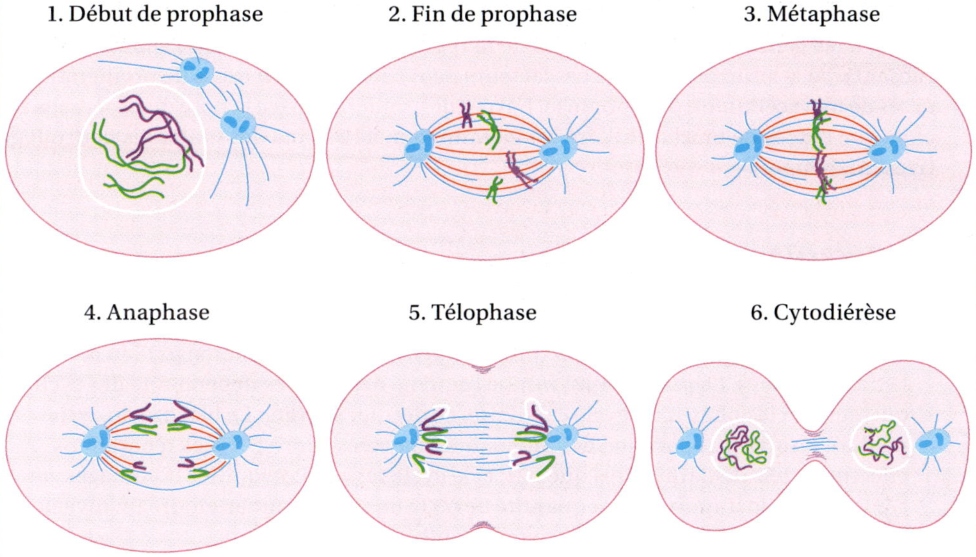

(C) *La régulation du cycle cellulaire*

La régulation des différentes phases du cycle est orchestrée par des complexes enzymatiques dont l'activité ondule au cours du cycle, les **kinases dépendantes des cyclines**. Ces complexes possèdent une activité kinase (phosphorylation d'autres protéines), active pendant une courte période et capable d'initier la phase suivante. Des points de contrôle assurent le bon déroulement du cycle cellulaire. Lorsque des anomalies irréversibles sont détectées, des mécanismes entraînent la mort de la cellule par **apoptose**, mort cellulaire programmée. L'apoptose est un processus physiologique qui permet d'éliminer rapidement et de façon ordonnée les cellules devenues indésirables. La cellule se fragmente en résidus cellulaires entourés d'une membrane, les **corps apoptotiques**. Ces derniers sont facilement éliminés par les cellules douées de

Figure 72 Apoptose

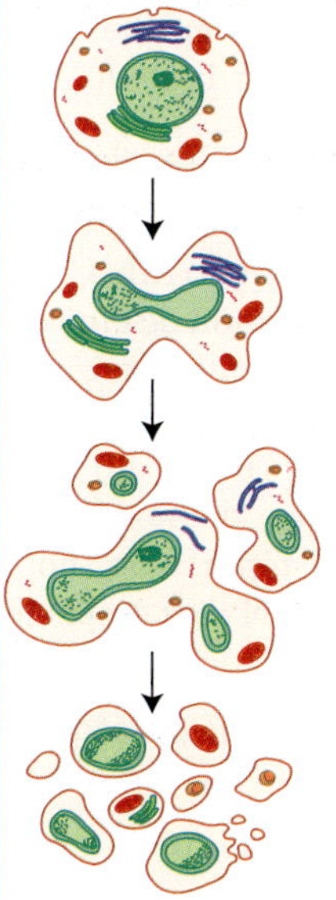

Lyse : destruction d'éléments organiques sous l'action d'agents physiques, chimiques ou biologiques.

phagocytose. Contrairement à l'apoptose, la **nécrose** est un processus accidentel, désordonné et extensif, aboutissant à la lyse de la cellule et à l'inflammation.

Lorsque les gènes codant les facteurs de la régulation du cycle ou de l'apoptose sont altérés, l'absence ou la surexpression de ces facteurs peut conduire à un excès de prolifération ou à un excès de mort cellulaire par apoptose. L'excès de prolifération est la base du **processus tumoral** alors que l'excès de mort cellulaire est, notamment, à l'origine des **maladies neurodégénératives** (Alzheimer).

PROTÉINE P53 ET CANCER !

La protéine p53 joue un rôle central dans la régulation du cycle cellulaire. Lorsque des anomalies, au niveau de l'ADN, sont détectées, cette protéine est activée. Elle provoque, notamment, l'augmentation de l'expression génétique de la protéine p21 (au niveau de la transcription). La protéine p21 inhibe l'activité des kinases dépendante des cyclines, qui régulent les phases du cycle cellulaire, ce dernier s'arrête. Le blocage du cycle perdure jusqu'à la réparation des anomalies détectées sur l'ADN. Les réparations effectuées, p53 disparaît ainsi que p21, et le cycle repart. Lorsque les dommages sur l'ADN sont trop importants, la quantité de p53 augmente pour atteindre un niveau capable de stopper le cycle et d'activer l'apoptose.
On comprend qu'une lésion au niveau du gène codant la protéine p53 peut entraîner l'absence de la protéine et conduire à la prolifération de cellules présentant de plus en plus d'altérations génétiques et donc de mener au processus tumoral.
Pour ces raisons, le gène codant p53 a été appelé gène suppresseur de tumeurs.

3 La production des gamètes : la méiose

Figure 73 Place de la diploïdie et de l'haploïdie dans le cycle de la vie

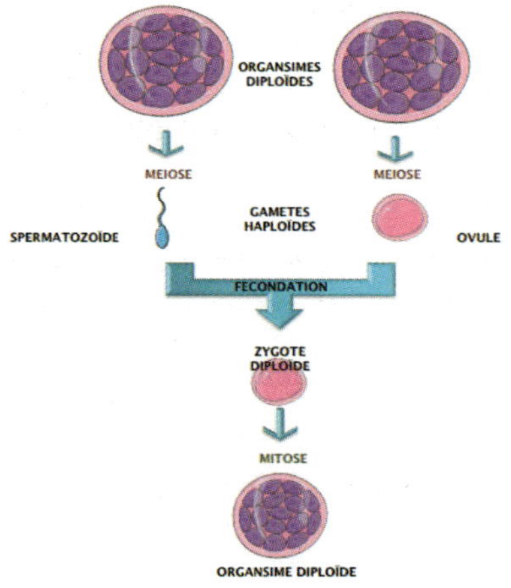

La fécondation résulte de la fusion d'un spermatozoïde et d'un ovule contenant chacun 23 molécules d'ADN afin de reformer 23 paires de molécules, soit 46 molécules. Les cellules qui, comme les gamètes, ne possèdent qu'une molécule de chaque paire sont dites **haploïdes**, et les cellules qui possèdent les deux molécules de chaque paire sont dites **diploïdes**. La réunion permet de restituer la diploïdie indispensable à la vie.

Comme pour la mitose, la méiose est précédée des phases G_1, S et G_2 qui la préparent. Ainsi, la méiose est aussi précédée de la réplication de l'information génétique. La division méiotique est réalisée en deux divisions successives. La première, appelée **division réductionnelle**, est l'étape qui sépare les chromosomes métaphasiques d'une même paire. Elle est responsable d'une répartition, non équitable en qualité, de l'information génétique même si les quantités d'ADN sont respectées. La deuxième, appelée **division équationnelle**, est comparable à une mitose.

La méiose conduit donc à la formation de quatre cellules filles haploïdes ne possédant pas la même information génétique.

Les étapes des deux divisions portent les mêmes noms que pour la mitose, suivis des chiffres romains I pour la division réductionnelle, et II pour la division équationnelle.

Figure 74 Étapes de la méiose

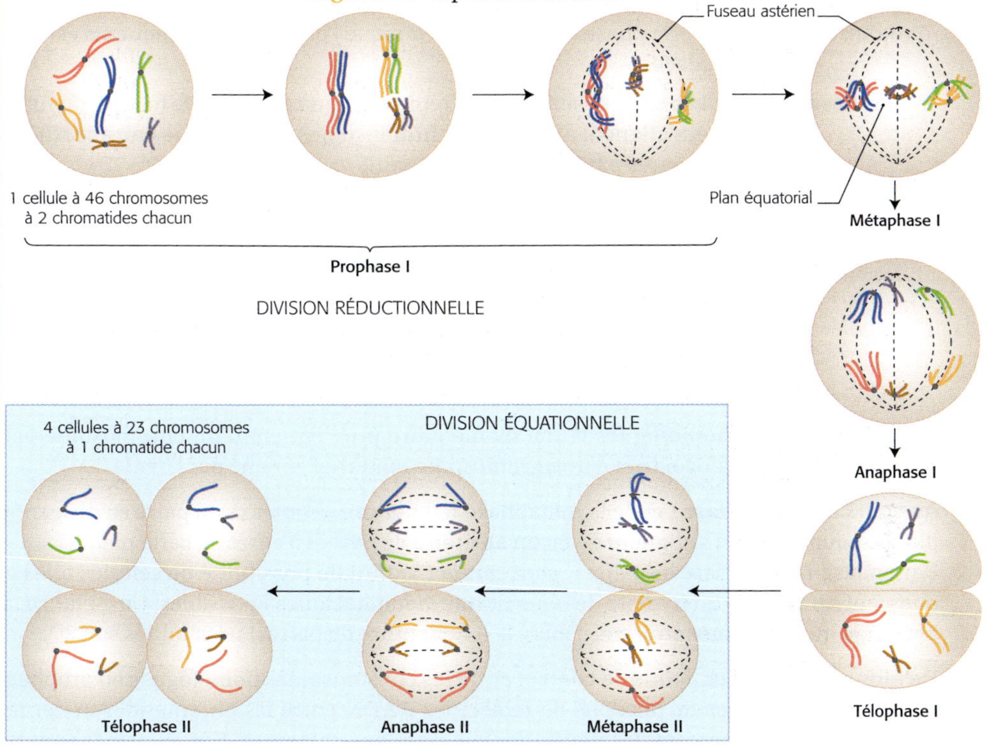

Étapes de la méiose

Nom de la phase	Événements importants
Prophase I	Les centrioles se dupliquent, s'éloignent et restent liés par des microtubules, créant le fuseau mitotique La chromatine se condense et les chromosomes métaphasiques apparaissent. Les chromosomes d'une même paire sont physiquement liés et se déplacent ensemble. Fixés au fuseau, ils se déplacent et se rapprochent du centre du fuseau L'enveloppe nucléaire disparaît
Métaphase I	Les chromosomes ont atteint la plaque équatoriale (centre du fuseau) et s'alignent afin que les chromosomes d'une même paire se trouvent séparés par la plaque équatoriale
Anaphase I	Les chromosomes d'une même paire se séparent et se déplacent vers des centrosomes opposés
Télophase I	Les chromosomes (à deux chromatides) se décondensent Le fuseau disparaît L'enveloppe nucléaire se reforme
Cette première division s'achève par la formation de deux cellules filles possédant 23 chromosomes métaphasiques. Parfois, décondensation des chromosomes et reformation de l'enveloppe nucléaire n'ont pas le temps d'avoir lieu et la cellule repart en prophase II ; cela est possible car il n'y a pas de nouvelle synthèse d'ADN (phase S)	

Nom de la phase	Événements importants
Prophase II	Cette phase est très rapide lorsque l'ensemble des éléments est resté en place
Métaphase II	Les chromosomes ont atteint la plaque équatoriale (centre du fuseau) et s'alignent afin que les chromosomes d'une même paire se trouvent séparés par la plaque équatoriale
Anaphase II	Les chromatides d'un même chromosome se séparent et se déplacent vers des centrosomes opposés
Télophase II	Les chromosomes (à une chromatide) se décondensent Le fuseau disparaît L'enveloppe nucléaire se reforme

La méiose et le brassage de l'information génétique

Les **chromosomes homologues** d'une même paire proviennent d'un chromosome paternel, amené par le spermatozoïde et d'un chromosome maternel, amené par l'ovule.

Au cours de la prophase I et de la métaphase I, les chromosomes de la paire se dirigent vers la plaque équatoriale et s'alignent de façon aléatoire de part et d'autre de cette plaque.
L'anaphase I, qui sépare les paires, peut générer autant de possibilité de cellules filles génétiquement différentes qu'il existe de répartitions métaphasiques I possibles. Ce mélange, appelé **brassage interchromosomique**, génère 2^n (n = nombre de paires) possibilités soit 2^{23}.

De plus, au niveau des points de contact entre les chromosomes homologues en prophase I, on observe des échanges de portions de molécules d'ADN entre les chromatides maternelles et paternelles par croisement des molécules générant des **chiasmas**. Ces chiasmas sont responsables du lien physique qui unit les chromosomes homologues jusqu'en métaphase I et du **brassage intrachromosomique** de l'information génétique.

La combinaison des brassages intrachromosomique et interchromosomique conduit à l'obtention de gamètes génétiquement uniques !

Figure 75 Mécanisme du chiasma

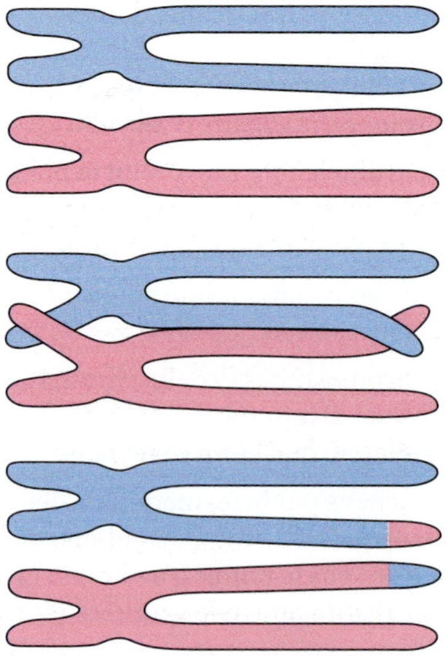

10

Applications professionnelles

1 Certaines résistances aux antibiotiques cachent une enzyme

Il est important de comprendre que l'utilisation des antibiotiques ne crée pas la résistance, elle ne fait que la sélectionner. En effet, l'utilisation d'un antibiotique sur une population bactérienne affecte les bactéries dites sensibles, et épargne les bactéries (déjà) résistantes qui peuvent alors proliférer. Ainsi, l'utilisation abusive des antibiotiques risque de faire émerger et survivre uniquement les bactéries résistantes. Certaines bactéries sont naturellement résistantes aux antibiotiques et d'autres présentent une résistance acquise. La transmission des plasmides est le moyen d'acquérir une nouvelle résistance.

La pénicilline, qui appartient à la famille des βlactamines, est capable d'inhiber la synthèse de la paroi des bactéries. Certaines bactéries possèdent un gène codant une βlactamase, enzyme capable d'inactiver les βlactamines. Lorsque la bactérie exprime le gène, elle fabrique l'enzyme et devient résistante à l'antibiotique. Ce gène, lorsqu'il est présent sur un plasmide, peut être transféré à une autre bactérie qui ne le possède pas.

Figure 76 Transfert d'un plasmide codant une **β**lactamase

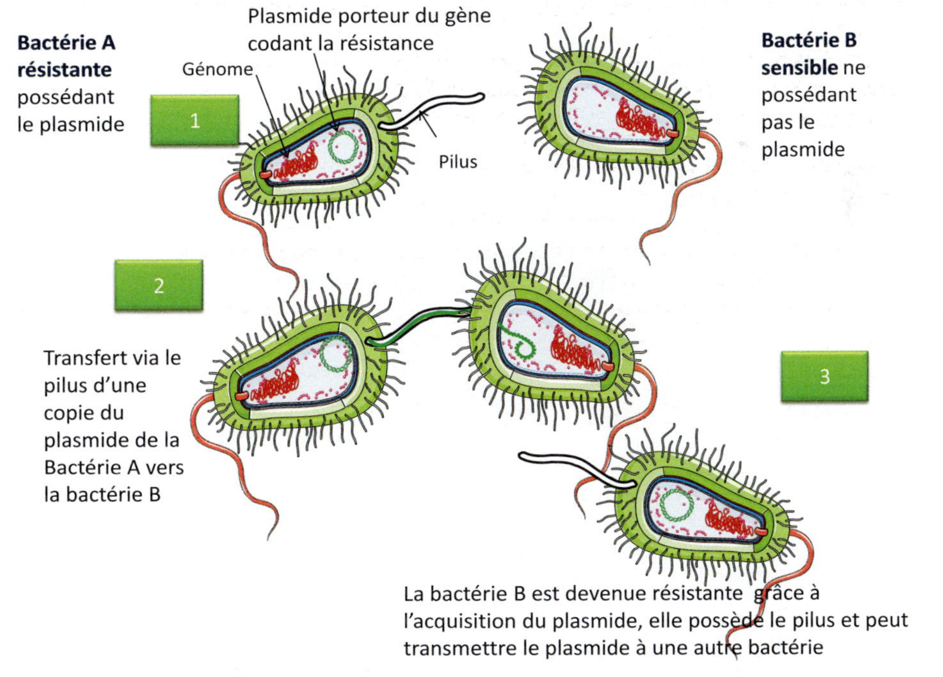

Ce schéma explique une des formes de dissémination de la résistance aux antibiotiques chez les bactéries. La βlactamase est une enzyme qui peut être inhibée par certaines molécules. L'acide calvulanique est un inhibiteur de certaines βlactamases ; ainsi, lorsqu'une bactérie résiste à une βlactamine, il est possible d'associer l'acide calvulanique au traitement et la bactérie, dont la βlactamase est alors inhibée, devient sensible. L'Augmentin® est un traitement associant βlactamine et inhibiteur de βlactamase.

2 Le caryotype, exemple de la trisomie 21

Les étapes qui permettent l'obtention d'un caryotype sont les suivantes :

- récupération de cellules de l'individu ;
- activation de la prolifération cellulaire à l'aide d'agents mitogènes (qui activent la mitose) ;
- blocage des cellules en métaphase par un traitement à la colchicine ;
- choc osmotique, les cellules sont placées en milieu hypotonique ;
- fixation des cellules ;
- obtention de clichés des chromosomes de plusieurs cellules ;
- analyse des clichés et classement des chromosomes ;
- obtention de plusieurs caryogrammes.

Figure 77 Chromosome d'une cellule en métaphase (colorant fluorescent)

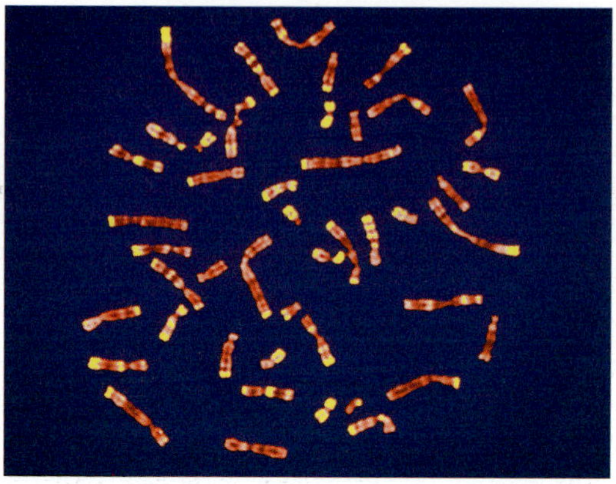

Parfois, au cours de la méiose, on observe une non-disjonction des chromosomes homologues en anaphase I, ou des chromatides sœurs en anaphase II. Dans ce cas, un des gamètes aura un chromosome supplémentaire et un autre en aura un manquant.

Si un gamète normal rencontre un gamète avec un chromosome supplémentaire, on obtient un zygote trisomique. Dans le cas de la trisomie 21, le caryotype montre 47 chromosomes dont trois chromosomes 21. La trisomie est due, dans 71 % des cas, à une mauvaise ségrégation en première division méiotique et la contribution surnuméraire est maternelle dans 89 % des cas.

La pathologie associée est le syndrome de Down qui affecte une naissance sur 750.

Figure 78 Caryotype masculin

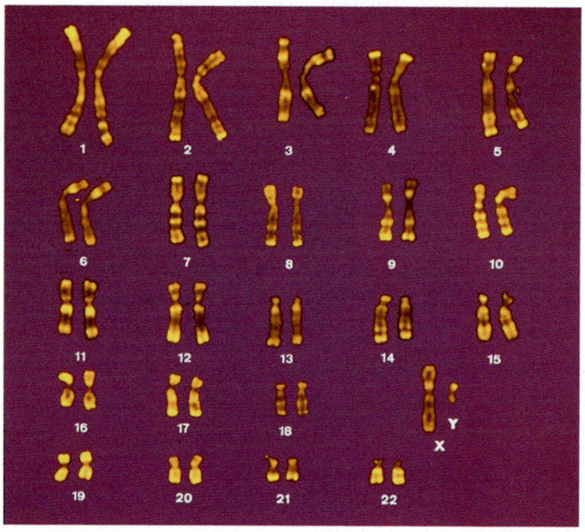

Figure 79 Caryotype syndrome de Down

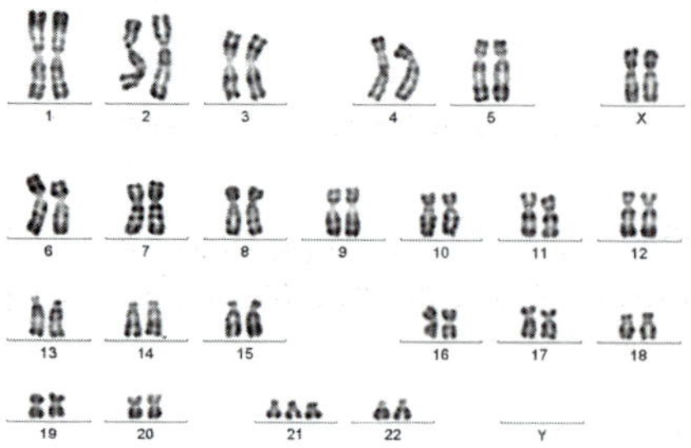

Exercice : *La pression osmotique et la perfusion*

La pression osmotique correspond à la force qu'il faut exercer afin d'empêcher le passage d'eau du compartiment hypotonique vers le compartiment hypertonique (*voir* : Introduction comprendre la cellule). La concentration des solutions de perfusion doit être déterminée avec soin, afin de répondre au contexte thérapeutique.

Tous les solutés ne sont pas actifs sur le plan osmotique. En effet, les substances, comme l'urée, qui diffusent librement à travers les membranes, ne génèrent pas de pression osmotique. On définit alors l'osmolarité d'une solution en déterminant la concentration de toutes les particules osmotiquement actives présentes dans la solution (en milliosmole/litre : mOsm/L). Les particules osmotiquement actives, comme le Na^+ ou le glucose, ne diffusent pas librement et génèrent des flux d'eau qui tentent de rééquilibrer les concentrations.

Pour calculer l'osmolarité d'une solution, il faut tenir compte du nombre de particules, osmotiquement actives, issues de la dissolution dans le solvant (l'eau). Ainsi, une solution contenant 1 mmol/L de glucose a une osmolarité de 1 mOsm/L. Dans le cas du NaCl, la dissociation dans un litre d'eau d'une millimole fait apparaître des ions Na^+ et des ions Cl^-, une millimole dissoute génère donc 2 mOsm/L. Il suffit de multiplier la concentration en mmol/L par le nombre d'espèces chimiques apparues pour obtenir la concentration en mOsm/L.

L'osmolarité du plasma est comprise entre 285-290 mOsm/L.

Les solutions de NaCl à 0,9 % et de glucose à 5 % présentent une osmolarité proche de celle plasma. On peut alors se demander comment deux solutions de concentrations différentes peuvent présenter le même caractère osmotique.

La pression osmotique est calculée d'après la formule suivante :

$$\Pi = R \bullet T \bullet i \bullet C_n$$

Π : pression osmotique kPa

R : constante des gaz parfaits (8,31 $J.mol^{-1}K^{-1}$)

T : température en degré kelvin (K) (on ajoute 273 à la température en degré Celsius donc 310 °K pour une température de 37 °C)

C_n : concentration molaire (mol/L)

i : nombre de particules issues de la dissolution dans le solvant.

On rappelle que la formule qui lie les concentrations molaire et massique.

$C_m = C_n \times M$

Donc $C_n = \frac{C_m}{M}$

La formule devient $\Pi = R \bullet T \bullet i \bullet \frac{C_m}{M}$ où M est la masse molaire et C_m la concentration massique.

1. Calculer la pression osmotique d'une solution de NaCl à 0,9 % (9 g/L) à 310 °K (37 °C).

Lorsque l'on met en solution du NaCl, il se dissocie en deux espèces Na^+ et Cl^- : la valeur de i est donc 2. La masse molaire, M_{NaCl} du NaCl est 58,5 g/mol.

$$\Pi = R \bullet T \bullet i \bullet \frac{C_m}{M_{NaCl}} = 8{,}31 \times 310 \times 2 \times \frac{9}{58{,}5} = \mathbf{792\ kPa}$$

2. Calculer la pression osmotique d'une solution de glucose à 5 % (50 g/L) à 310 °K (37 °C).
Lorsque l'on met en solution du glucose, il donne naissance à une seule espèce : la valeur de *i* est donc 1. La masse molaire, $M_{glucose}$, du glucose est 180 g/mol.

$$\Pi = R \bullet T \bullet i \bullet \frac{C_m}{M_{glucose}} = 8{,}31 \times 310 \times 1 \times \frac{50}{180} = \mathbf{716\ kPa}$$

La pression osmotique du plasma est de 745 kPa. Ainsi, même si ces solutions ont des concentrations différentes, elles génèrent des pressions osmotiques proches de celle du plasma.
Lorsque l'on observe la formule mathématique du calcul de la pression osmotique, on constate que le facteur « $i.C_n$ », qui correspond à l'osmolarité de la solution, est le seul à varier. Il est donc possible de comparer simplement l'osmolarité des solutions entre elles.

Une solution possédant une osmolarité :
- supérieure à celle du plasma est **hypertonique** ;
- inférieur à celle du plasma est **hypotonique** ;
- égale à celle du plasma est **isotonique**.

La solution de NaCL à 9 % est donc isotonique. La solution de glucose est isotonique, sur le plan mathématique, mais le glucose étant consommé par les cellules de l'organisme, la solution doit être considérée comme hypotonique.
Le tableau suivant indique les différentes espèces présentent dans la solution de perfusion Ringer lactate.

Composition de la solution Ringer lactate

Ions (mOsm/L)	Ringer lactate
Na^+	130
K^+	4
Ca^{2+}	3
Cl^-	109
Lactate	28
Osmolarité mOsmol/L	272

On constate que ce liquide présente une osmolarité, issue principalement des ions, équivalente à celle du plasma qui justifie son utilisation comme solution de perfusion isotonique. Le lactate est métabolisé au niveau hépatique.
Des hématies placées dans des milieux d'osmolarité différentes vont connaître des phénomènes osmotiques :
- si le milieu **extracellulaire** est **hypertonique,** alors l'eau va diffuser vers l'extérieur de la cellule qui se rétracte ;
- si le milieu **extracellulaire** est **hypotonique,** alors l'eau va diffuser vers l'intérieur de la cellule qui gonfle et peut même se lyser (pour les hématies on perle d'hémolyse) ;
- si le milieu extracellulaire a la même tonicité que le milieu intracellulaire, alors les milieux sont **isotoniques** et les mouvements d'eau équilibrés.

Figure 80 Mouvements d'eau en fonction de la concentration extracellulaire et aspect des hématies

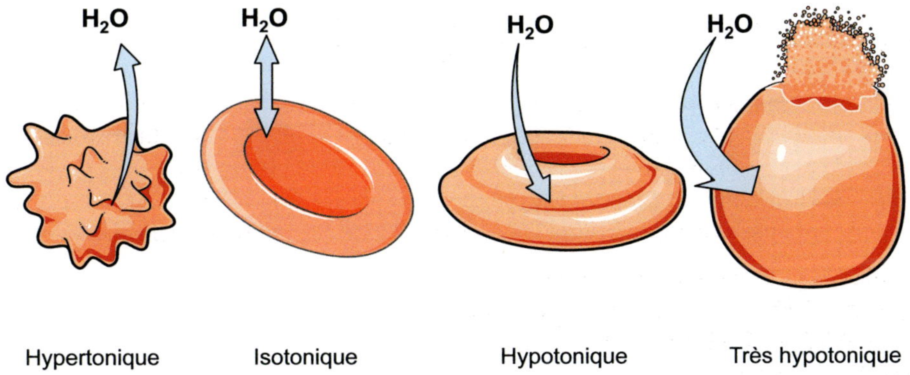

L'utilisation de sérums salés hypertoniques peut permettre la mobilisation de l'eau du compartiment interstiel et intracellulaire afin d'augmenter la volémie : on parle alors d'expansion volémique. Il est aussi possible d'utiliser des soutions colloïdes contenant des macromolécules, comme l'albumine, qui ne peuvent pas sortir du compartiment vasculaire et qui augmentent la pression oncotique poussant l'eau interstitiel et intracellulaire à gagner le compartiment vasculaire. Ces solutions sont utilisées en cas d'hypovolémie pour assurer le remplissage vasculaire.

PARTIE III

L'organisation multicellulaire et la communication intercellulaire

Introduction

Comprendre

L'étude des tissus est descriptive et ne présente pas de difficultés de compréhension majeures. L'étude de la communication entre les cellules est l'occasion de réinvestir les connaissances acquises sur la structure de la membrane, les protéines transmembranaires, les réactions enzymatiques et l'expression des gènes.

12

L'organisation tissulaire

1 Les différents types de tissus

Les différents types cellulaires proviennent de la **différenciation cellulaire**, phénomène par lequel une cellule exprime un ensemble spécifique de gènes qui lui confère des caractéristiques cytologiques et moléculaires. Les cellules qui composent un **tissu** expriment le même panel de gènes afin d'assurer une fonction particulière et commune.

On groupe les tissus selon quatre catégories :

- les tissus épithéliaux (ou épithéliums) ;
- les tissus conjonctifs ;
- le tissu nerveux ;
- les tissus musculaires.

Ces tissus s'organisent pour former des **organes**, l'étude des tissus est l'**histologie**.

2 Les tissus épithéliaux

Les cellules des tissus épithéliaux sont jointives et reposent sur une lame basale, composée de protéines, qui assure la cohésion du tissu épithélial au tissu conjonctif sous-jacent. Les tissus épithéliaux ne sont pas vascularisés et leur nutrition dépend des capillaires sanguins situés dans le tissu conjonctif. La forme des cellules (cylindrique, cubique, pavimenteuse) ainsi que le nombre de couches (simple ou stratifié) dépendent de la fonction du tissu.

Figure 81 Schéma d'organisation d'un épithélium simple

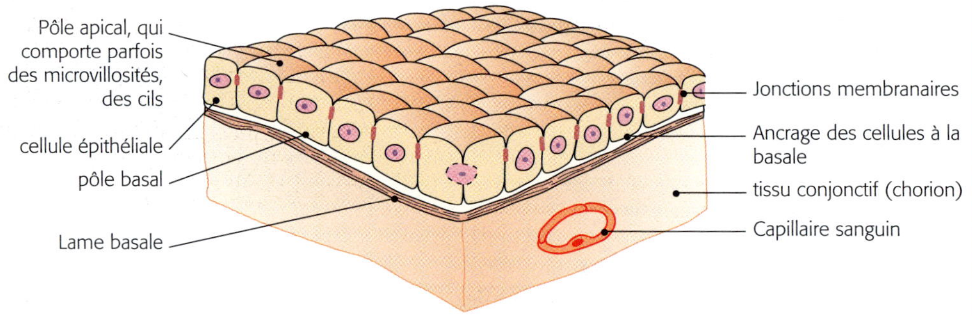

Les tissus épithéliaux sont classés en deux catégories, les tissus **épithéliaux de revêtement** et **glandulaires**. Les premiers ont un rôle protecteur et assurent parfois les échanges, les seconds ont un rôle de sécrétion.

L'épiderme est en contact apparent avec le milieu extérieur, mais certaines régions qui tapissent les cavités internes de l'organisme (ex. : tube digestif) le sont aussi. L'épithélium associé au tissu conjonctif sous-jacent porte le nom de **muqueuse**. Lorsque l'association épithélium et tissus conjonctifs sous-jacents est en contact avec un liquide, elle constitue le feuillet d'une **séreuse**. La séreuse est composée de deux feuillets, un pariétal, en contact avec les parois (os ou muscle) de la cavité, et un viscéral, en contact avec l'organe. Entre les deux feuillets circule un liquide séreux qui les solidarise tout en autorisant les glissements.

Parmi les séreuses on trouve : les **plèvres**, autour des poumons, les **méninges**, autour du système nerveux central, le **péritoine**, autour de l'abdomen et le **péricarde**, autour du cœur.

Figure 82 Structure générale d'une séreuse

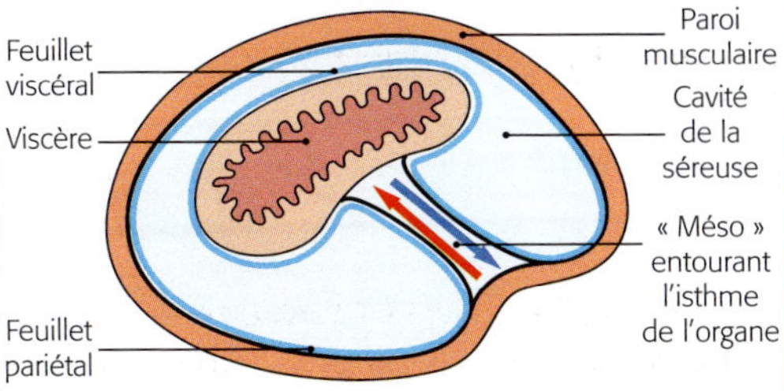

Les épithéliums glandulaires **exocrines** peuvent sécréter leurs produits, *via* un canal excréteur, vers l'extérieur ; les **endocrines** les secrètent dans le sang, par diffusion dans le liquide interstitiel. Certaines glandes **amphicrines** ont à la fois une activité endocrine et exocrine (ex. : le pancréas).

Différents épithéliums

Épithélium	**Fonctions**	**Localisation de l'épithélium**	**Particularités**	**Microscopie**
Revêtement	Protection	Peau	Plusieurs couches de cellules pavimenteuses et kératinisées	* 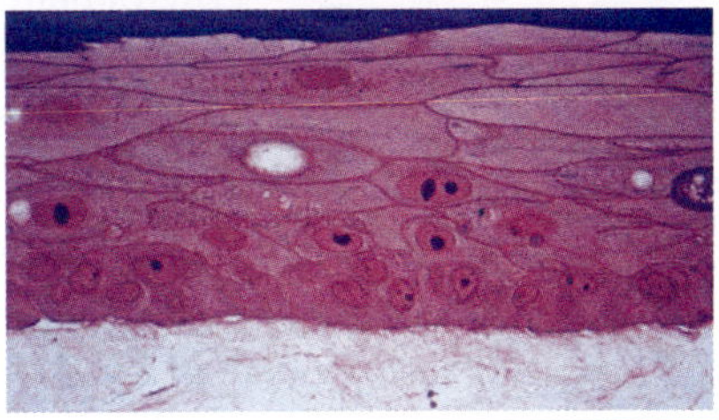
	Échanges	Intestin	Une seule couche de cellules cylindrique dont le pôle apical comporte des microvillosités qui augmentent la surface d'échange	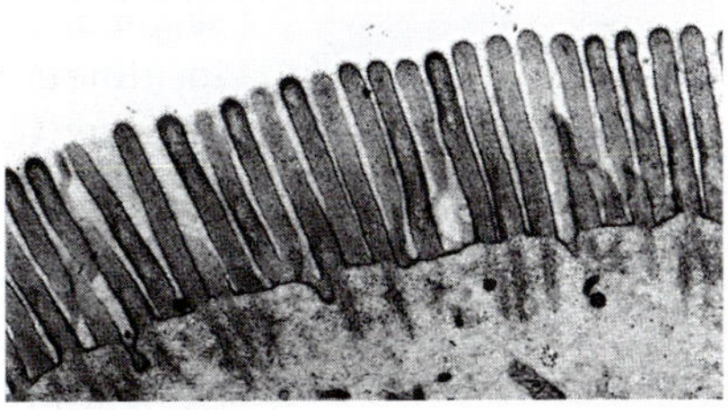
		Poumon	Une seule couche de cellule pavimenteuse qui facilite la diffusion des gaz	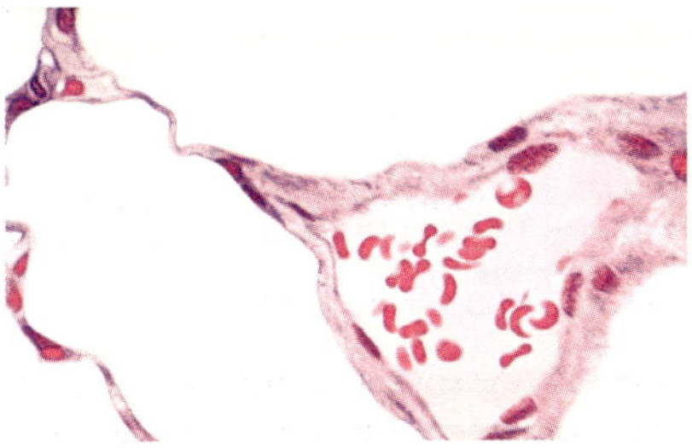

* épiderme en culture.

Épithélium	Fonctions	Localisation de l'épithélium	Particularités	Microscopie
Glandulaire	Exocrine	Glandes salivaires	Cellules formant des petites cavités appelées acini qui produisent la salive	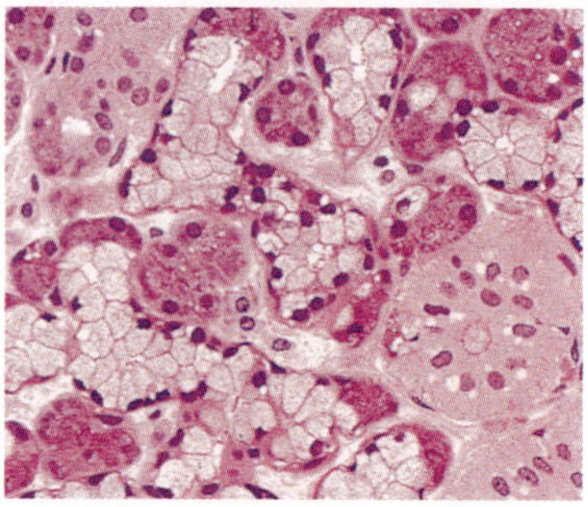
	Endocrine	Thyroïde	Cellules produisant les hormones thyroïdiennes, organisées en monocouche formant des follicules	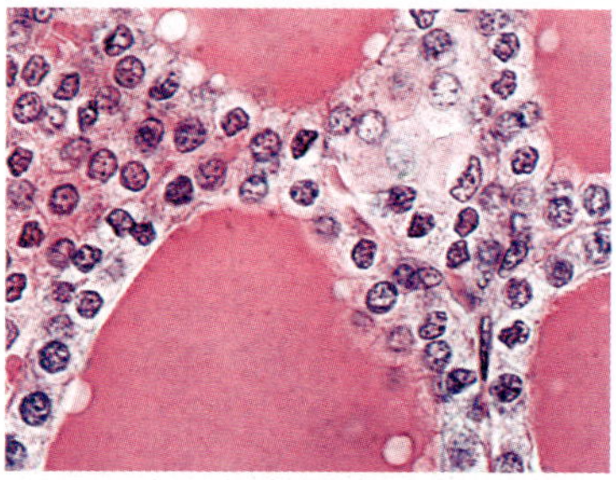
	Amphicrine	Pancréas	On y trouve les îlots de Langerhans sécrétant insuline et glucagon (activité endocrine), ainsi que les acini qui produisent le suc pancréatique (activité exocrine)	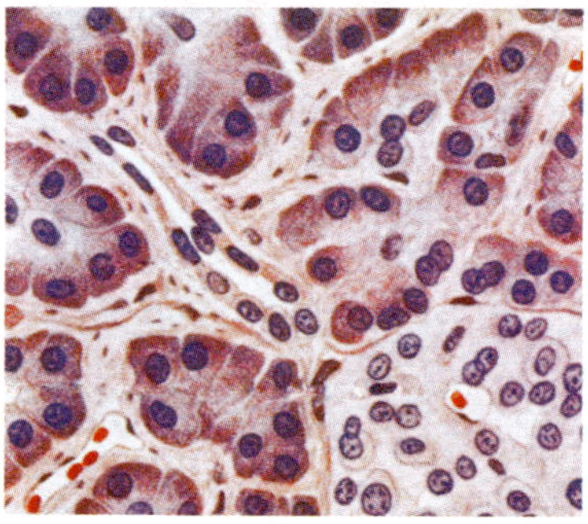

3 *Les tissus conjonctifs*

Les tissus conjonctifs sont composés de cellules, de fibres et d'une substance fondamentale (SF) dont la teneur en eau fait varier la viscosité.

Dans le tissu conjonctif aréolaire, ou lâche, qui soutient les épithéliums, on trouve des cellules, fibroblastes et fibrocytes, des fibres de collagène et d'élastine et une substance fondamentale riche en protéines non-fibrillaires. On y rencontre aussi quelques adipocytes et des globules blancs.

Figure 83 Schéma de structure d'un tissu conjonctif lâche (tissu aréolaire)

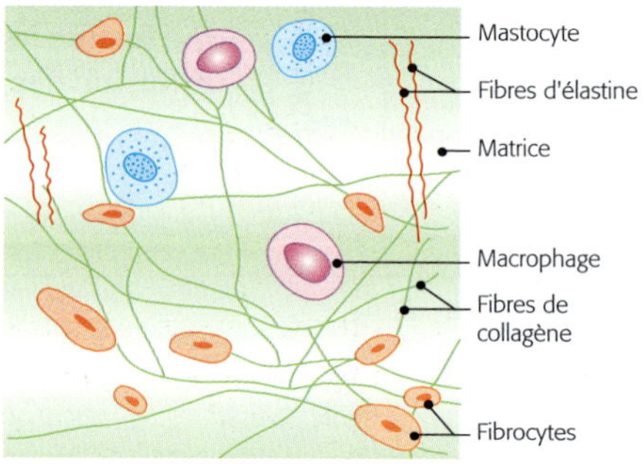

Différents tissus conjonctifs

Tissu conjonctif	Composition	Fonction	Localisation	Microscopie
Lâche	Fibroblastes (cellules), collagène, élastine et SF semi-liquide	Soutien, inflammation, cicatrisation, et nutrition de l'épithélium	Couche sous-cutanée, muqueuse, autour des organes	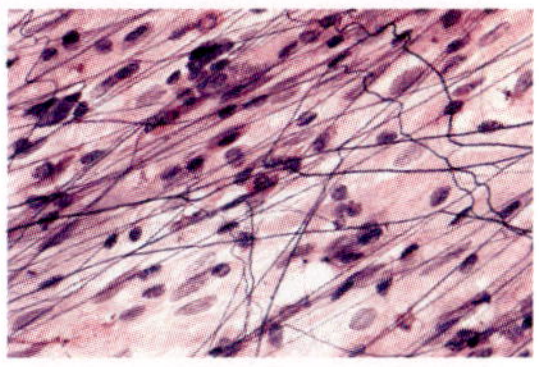
Dense	Riche en fibres de collagène et peu de fibroblastes	Points de fixation solides	Tendons et ligaments	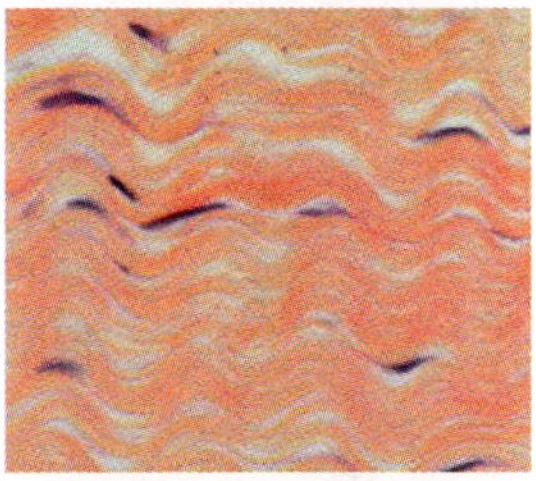
Élastique	Riche en fibres élastiques et peu de fibroblastes	Résistance à l'étirement	Poumon, artères élastiques, cordes vocales	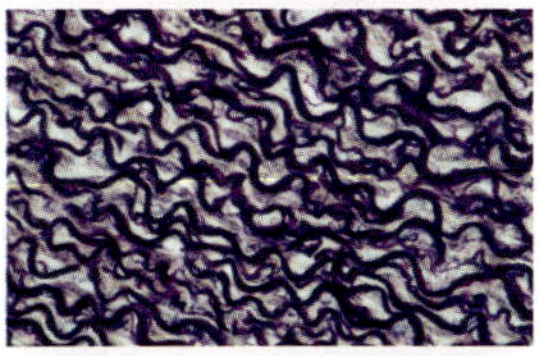
Cartilagineux Hyalin	Chondrocytes (cellules), collagène, protéines non-fibrillaires	Limite les frictions entre les os	Articulations	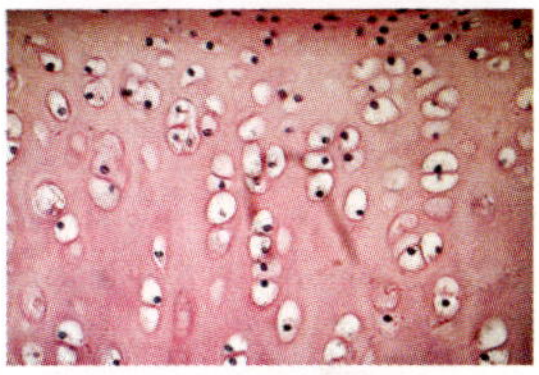
Osseux	Ostéoblaste et ostéoclaste (cellules), collagène, et phosphate de calcium cristallisé	Protection, locomotion	Os	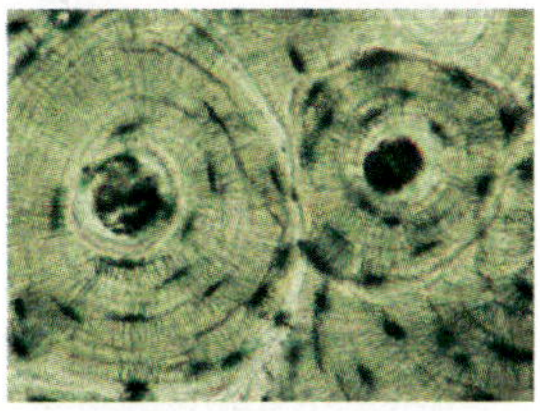
Sanguin	Éléments figurés (cellules), pas de fibres, SF abondante et riche en eau	Transport des gaz et nutriments, immunité	Vaisseaux sanguins	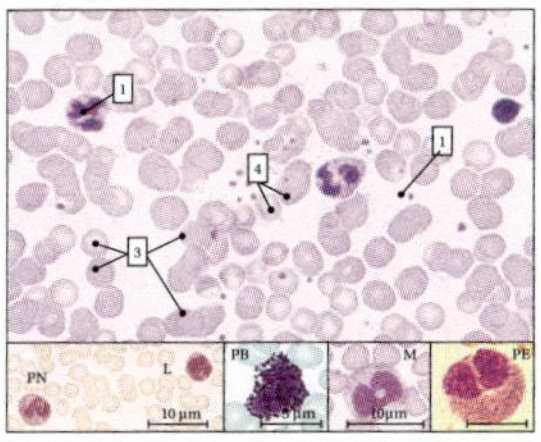
Adipeux	Adipocytes (cellules), pas de fibres et peu de SF	Réserve énergétique de triglycérides	Couche sous-cutanée, cœur, rein	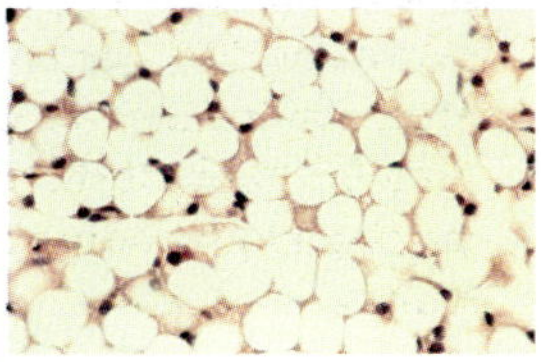

4 Les tissus musculaires

Les tissus musculaires sont composés de **myocytes**, riches en fibres protéiques, myosine et actine. Ces fibres sont capables de fournir un travail mécanique, la **contraction musculaire**. Les muscles striés squelettiques participent à la motricité, le muscle strié cardiaque à la contraction du cœur et les muscles lisses à la vie végétative.

Différents tissus musculaires

Tissu musculaire	Caractéristiques	Localisation	Microscopie
Strié squelettique	Rhabdomyocytes, plurinucléés (centaine de noyaux par cellule), stries de nature protéique	Muscle squelettique	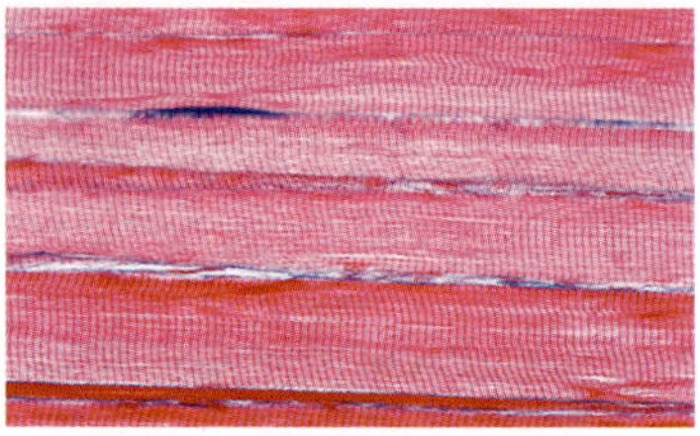
Strié cardiaque	Cardiomyocytes, mononucléés liés par des jonctions permettant la cohésion et la transmission des signaux contractiles	Myocarde	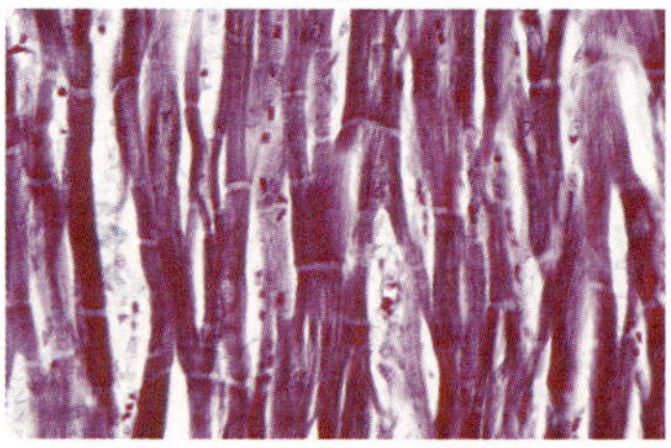
Lisse	Léiomyocytes, fusiformes, mononucléées Fibres protéiques dispersées	Musculeuse intestinale, paroi des vaisseaux, utérus…	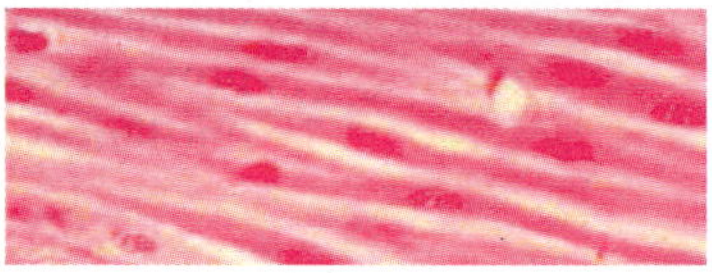

5 Le tissu nerveux

Le tissu nerveux est spécialisé dans la genèse, la transmission et le traitement de l'information nerveuse. Il est composé de **neurones** et de **cellules gliales**. Les prolongements des neurones créent un réseau de communication. Les cellules gliales assurent la nutrition, le soutien et la défense des neurones et participent parfois à la propagation de l'influx nerveux.

Figure 84 Substance grise cérébrale (× 100 env.)

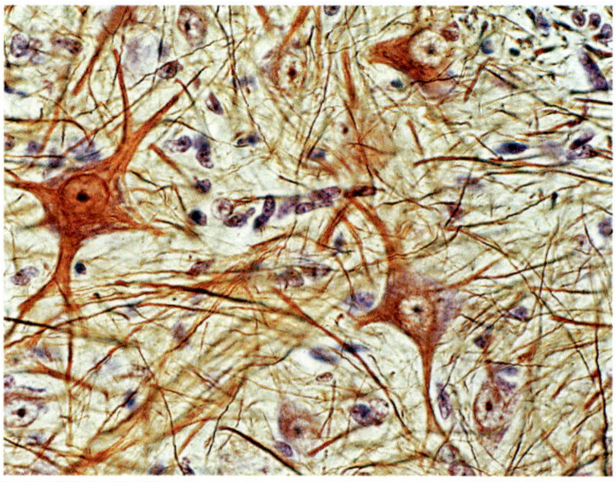

13

La communication intercellulaire

La coordination et l'adaptation des fonctions tissulaires exigent des systèmes de communication. La communication peut se faire par contact ou à distance, plus ou moins éloigné.

1 La communication par contact

Certaines cellules sont liées par des jonctions qui créent un lien physique entre elles. On peut citer les jonctions communicantes qui établissent des ponts entre les cytoplasmes de deux cellules. La connexion est donc permanente même si les messages ne le sont pas toujours. L'exemple des jonctions communicantes au niveau du cœur assure une synchronisation de l'ensemble des myocytes au cours des systoles.

Figure 85 Jonctions communicantes entre deux cellules

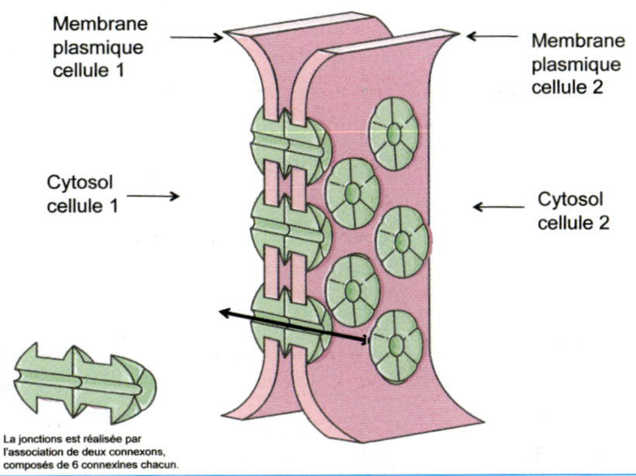

D'autres cellules sont capables de réaliser des contacts temporaires; c'est le cas des cellules mobiles. L'activation des cellules immunitaires illustre parfaitement ce mode de communication. Au cours de la réponse immunitaire, des cellules sentinelles détectent les corps étrangers et les phagocytent. Elles présentent des fragments de ces corps étrangers aux autres cellules de l'immunité afin de recruter parmi elles celles capables de défendre l'organisme contre l'agent étranger identifié.

Figure 86 Présentation d'une partie de particule étrangère par un macrophage

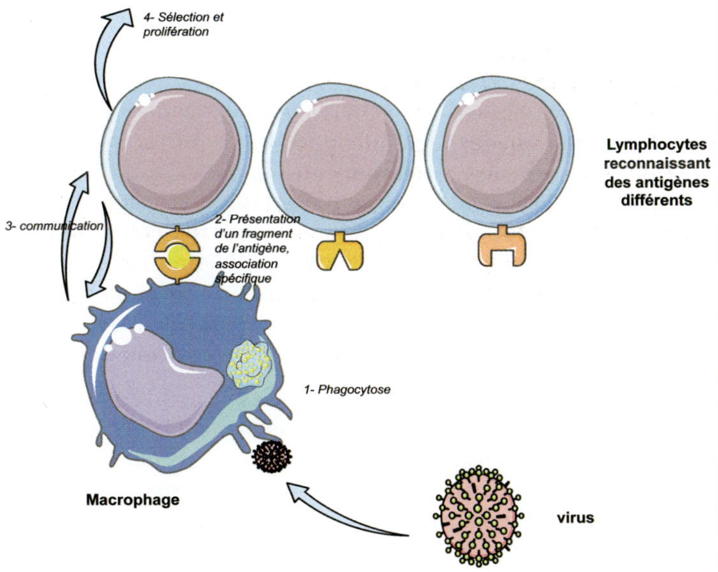

SUPERANTIGÈNE, LEURRE ET SIGNALISATION EXACERBÉE !

Lors du recrutement des cellules de l'immunité par les cellules présentatrices, l'activation n'est possible que s'il existe une molécule associée au complexe porteur. En l'absence de partie de corps étranger (fraction d'antigène) à présenter la communication avorte ! Cependant, certaines bactéries produisent des particules, les superantigènes, capables de verrouiller le contact même en absence de fraction d'antigène. La transduction du signal devient possible en absence d'antigène identifié et le lymphocyte produit une réponse inadaptée et amplifiée. La réaction exagérée qui en découle peut conduire au choc toxique, parfois fatal, qui se traduit par un état fébrile, une hypotension artérielle, une érythrodermie et des atteintes viscérales.

Figure 87 Mode d'action d'un superantigène

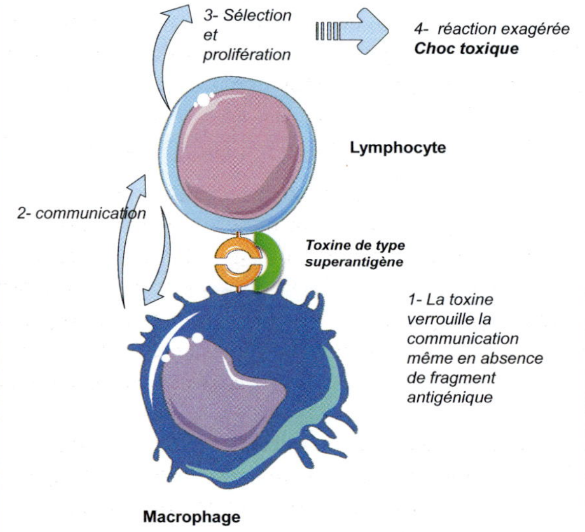

2 *La communication à distance*

Ce mode de communication implique l'intervention d'un **messager chimique**, porteur de l'information et capable d'agir sur la cellule réceptrice, appelée **cible**. Pour qu'une cellule devienne une cible, elle doit synthétiser un **récepteur spécifique** du messager chimique. Plusieurs modalités de classement tentent d'organiser l'ensemble des modes de communication à distance. La distance séparant la cellule émettrice et la cible discerne les modes de communication proches et éloignés. Le type cellulaire, neurone et cellule endocrine, définit les communications nerveuse et endocrine. Le délai de réponse oppose les communications à court ou long terme. Une classification intéressante repose sur le type de messager chimique. Ces derniers sont de type **endocrine**, **neurotransmetteur** ou locaux, **paracrine** ou **autocrine**.

Les molécules présentant des analogies structurales suffisantes avec le messager chimique peuvent se fixer sur un récepteur spécifique à la place de ce dernier. Ces analogues sont des **agonistes** lorsqu'ils entraînent les mêmes effets que le messager chimique endogène, et **antagonistes** lorsqu'ils bloquent ou diminuent ses effets. Les agonistes sont complets lorsque leurs effets sont strictement identiques aux effets du messager endogène ou partiels lorsque les effets, à dose équivalente, sont incomplets. Au cours de son utilisation, un agoniste partiel peut entrer

Paracrine : signaux échangés par des cellules voisines.
Autocrine : mode de communication cellulaire dans lequel la cellule émettrice du messager est aussi la cible.

en compétition avec l'agoniste complet (le messager chimique endogène par exemple) et donc entraîner des effets diminués que l'on peut qualifier d'antagonistes. Les antagonistes ont une action réversible ou irréversible sur le récepteur.

(A) *Les récepteurs*

1. Les récepteurs membranaires

Lorsque le messager chimique ne peut pas franchir la membrane plasmique, il s'arrête au niveau extracellulaire. Il reconnaît et se fixe de façon **spécifique** à son récepteur du côté extracellulaire. Ce **récepteur est une protéine transmembranaire** capable, lorsqu'elle fixe spécifiquement au messager chimique, de déclencher une réponse au niveau cytoplasmique. Le messager chimique est alors appelé premier messager et la réponse chimique cytoplasmique issue de la fixation du premier messager sur son récepteur, le **second messager**.

On peut classer ces récepteurs en quatre groupes (fig. 88) :
- **les récepteurs canaux (schéma a)** : la fixation du messager provoque le changement de conformation du récepteur qui devient un canal laissant passer certains ions ;
- **les récepteurs enzymes (schéma b)** : la fixation du messager provoque le changement de conformation du récepteur qui active une fonction enzymatique du côté intracellulaire ;
- **les récepteurs couplés à une enzyme (schéma c)** : la fixation du messager provoque le changement de conformation du récepteur qui active une enzyme associée au niveau cytoplasmique ;
- **les récepteurs couplés aux protéines G (schéma d)** : la fixation du messager provoque le changement de conformation du récepteur qui active des petites protéines appelées « protéines G » associées au niveau de la face cytoplasmique de la membrane et capables de moduler l'activité d'effecteurs protéiques.

Figure 88 Modes de transduction du signal par les récepteurs transmembranaires

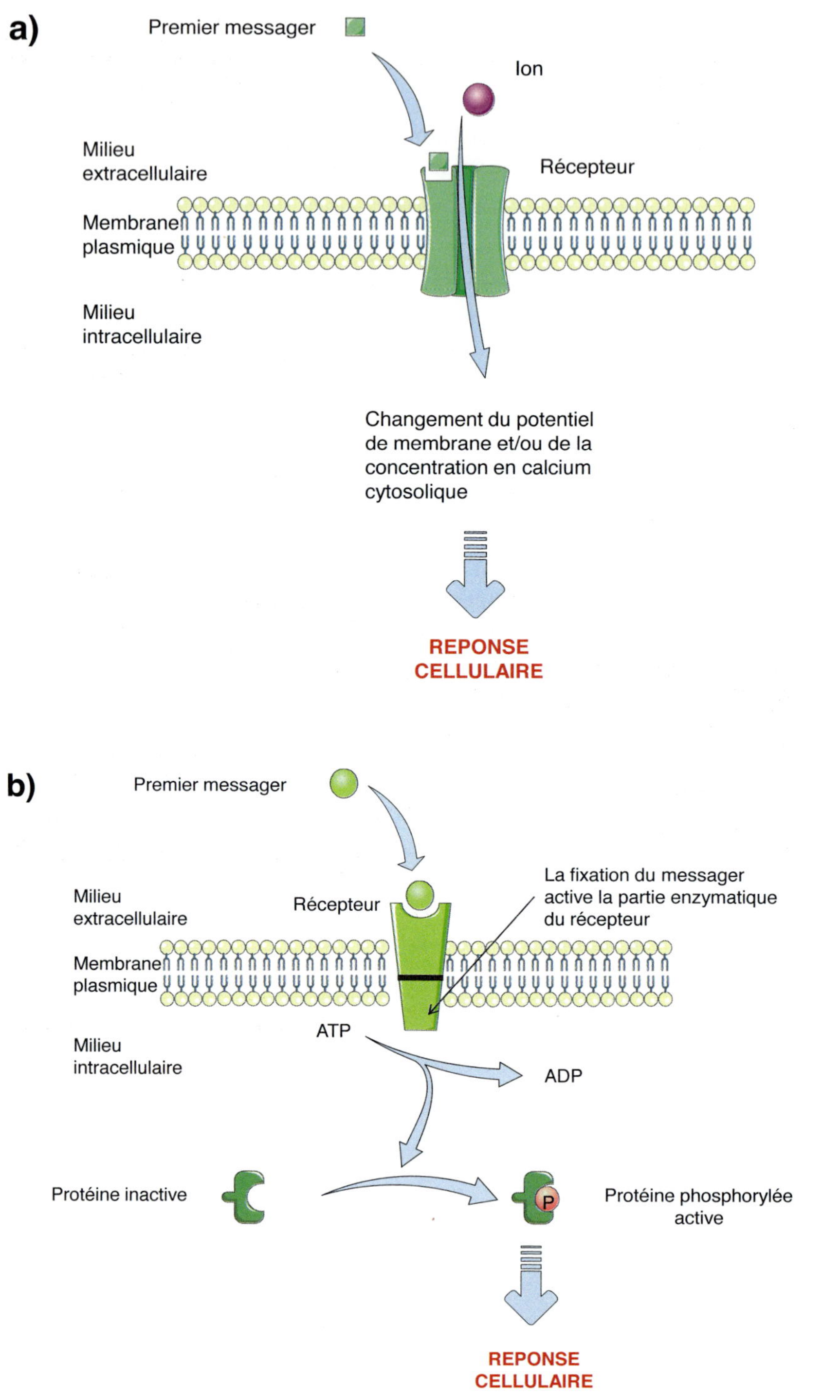

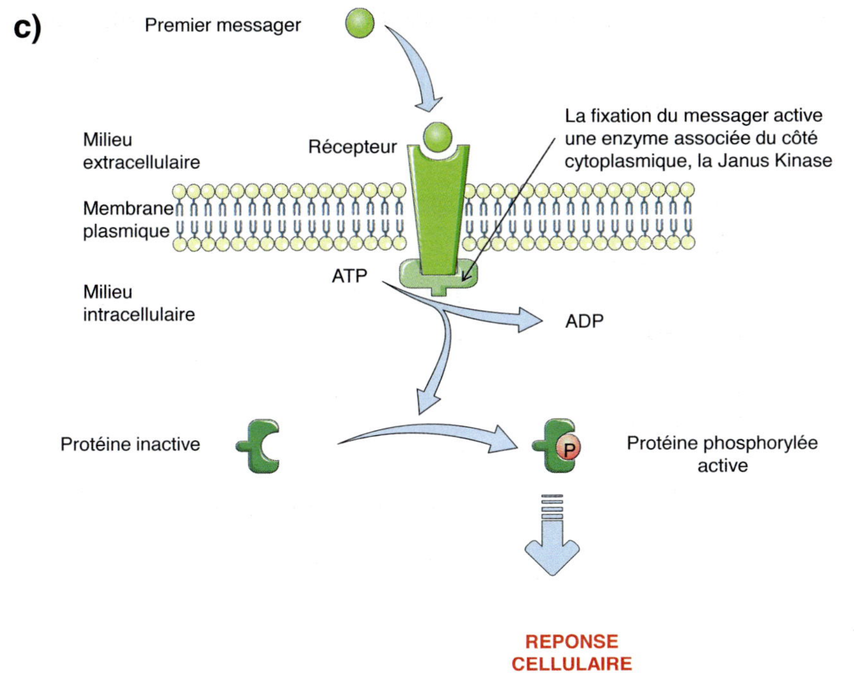
c)
Premier messager
Milieu extracellulaire
Récepteur
La fixation du messager active une enzyme associée du côté cytoplasmique, la Janus Kinase
Membrane plasmique
ATP
Milieu intracellulaire
ADP
Protéine inactive
P
Protéine phosphorylée active
REPONSE CELLULAIRE

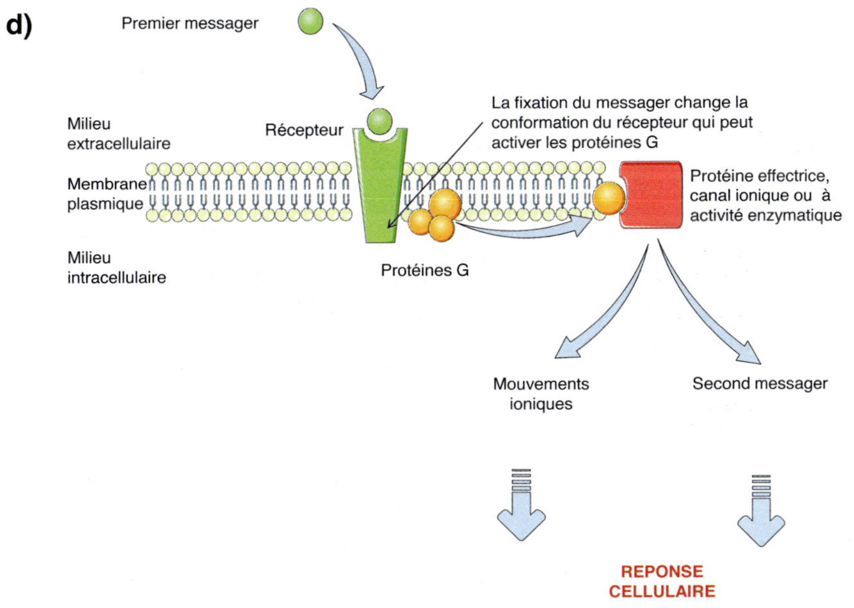
d)
Premier messager
Milieu extracellulaire
Récepteur
La fixation du messager change la conformation du récepteur qui peut activer les protéines G
Membrane plasmique
Protéine effectrice, canal ionique ou à activité enzymatique
Milieu intracellulaire
Protéines G
Mouvements ioniques
Second messager
REPONSE CELLULAIRE

L'adénosine monophosphate cyclique, AMPc, est un exemple de second messager. La fixation du messager sur son récepteur provoque un changement de conformation de ce dernier qui peut alors activer les protéines G (côté cytoplasmique) qui, elles-mêmes, activent l'adénylate cyclase, enzyme qui transforme l'ATP en AMPc. L'AMPc se fixe sur des protéines enzymatiques de type kinase et les active. Ces enzymes catalysent des réactions de phosphorylation, fixation d'un groupement phosphate sur une protéine à partir de l'énergie et d'un groupement phosphate d'une molécule d'ATP, libérant un ADP. La phosphorylation des protéines module leur activité assurant la réponse au premier messager.

Figure 89 Formation de l'AMPc

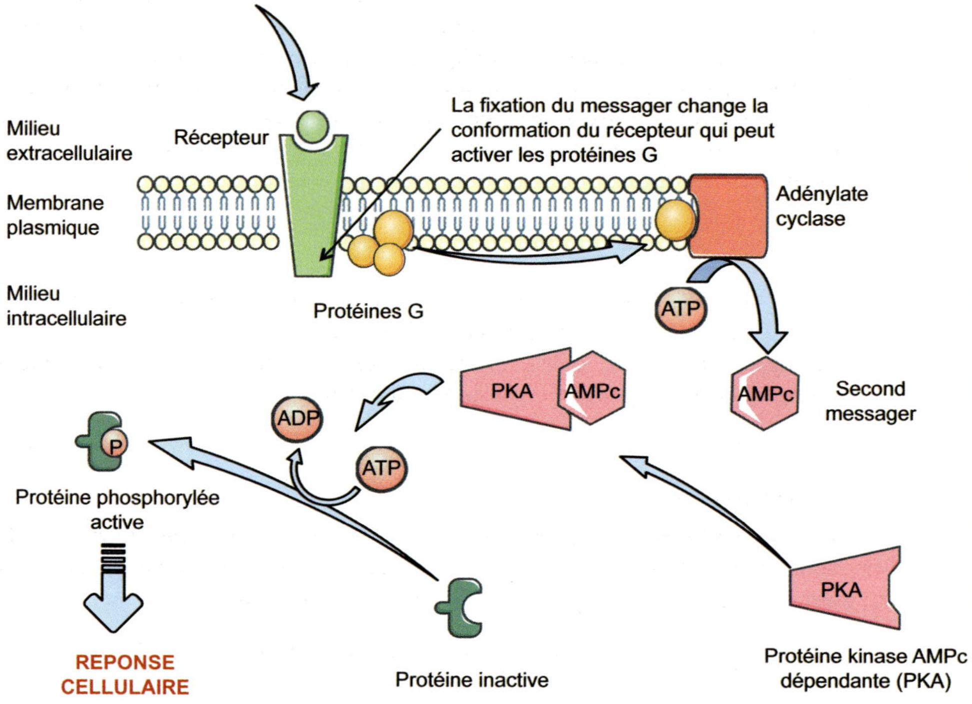

Tant que le premier messager est fixé sur le récepteur, le second messager est produit et il y a **amplification du signal**. Le signal intracellulaire s'arrête lorsque le second messager disparaît ; dans le cas de l'AMPc, une enzyme, la phosphodiestérase, l'hydrolyse en AMP inactif.
Les seconds messagers sont nombreux et dépendent du récepteur. On peut citer le calcium, le GMPc (guanosine monophosphate cyclique), l'inositol triphosphate…

LE CHOLÉRA, DÉTOURNEMENT DE SECOND MESSAGER !

Vibrio cholerae (bacille à Gram négatif très mobile) est l'agent étiologique du choléra, maladie sévissant de façon épidémique et endémique. La diarrhée profuse est le symptôme principal. La perte hydrique peut être responsable d'un choc hypovolémique et du décès par déshydratation aiguë. Les symptômes observés sont dus à l'entérotoxine, protéine formée de deux parties : la première reconnaît, se fixe sur les cellules de la muqueuse intestinale et s'introduit dans la membrane en créant un canal laissant entrer la deuxième partie ; cette dernière possède une activité enzymatique capable de provoquer l'activation de l'adénylate cyclase et donc l'augmentation d'AMPc. Dans l'entérocyte, cette augmentation conduit à la libération de Cl^- dans la lumière intestinale. Le déséquilibre électrochimique est compensé par un phénomène de dialyse, avec le départ de Na^+ (ou la non-absorption) qui accentue l'hypertonicité du milieu extracellulaire (lumière intestinale), compensée alors par la fuite massive d'eau par osmose. Les selles sont abondantes et aqueuses. Le traitement repose donc sur la réhydratation.

Épidémique : qui a le caractère de l'épidémie, augmentation inhabituelle et subite du nombre d'individus atteints d'une maladie transmissible.
Endémique : qui a le caractère de l'endémie, maladie qui se manifeste en permanence dans une région déterminée, ou y existe à l'état latent.

2. Les récepteurs cytoplasmiques

Les messagers lipophiles sont transportés dans le sang par les protéines. Ils peuvent franchir les membranes des cellules cibles et se fixer sur un récepteur présent dans le cytoplasme. Le complexe formé agit sur l'ADN en activant l'expression de certains gènes.

Figure 90 Messager lipophile et communication endocrine

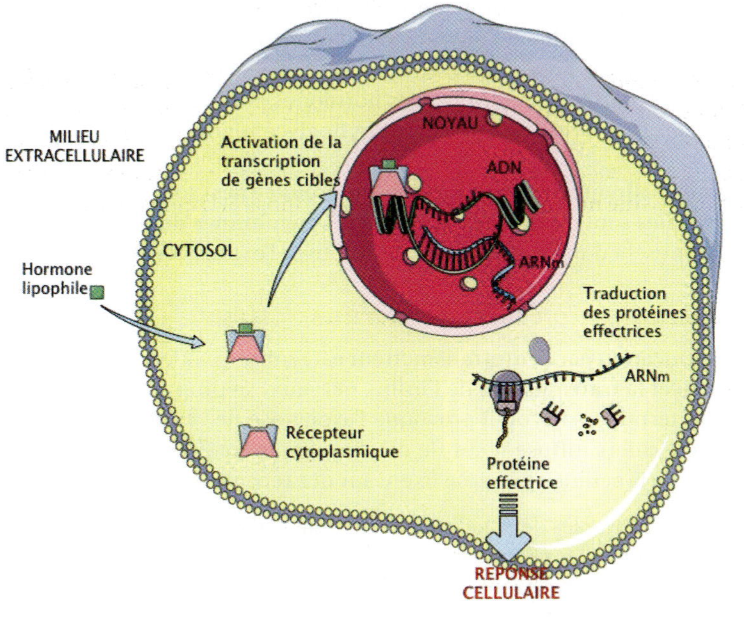

(B) La communication endocrine

Les tissus épithéliaux glandulaires endocrines sécrètent des **hormones**, messagers chimiques véhiculés par le sang capables d'agir à distance sur une cellule cible par l'intermédiaire d'un récepteur spécifique.

Figure 91 Communication endocrine

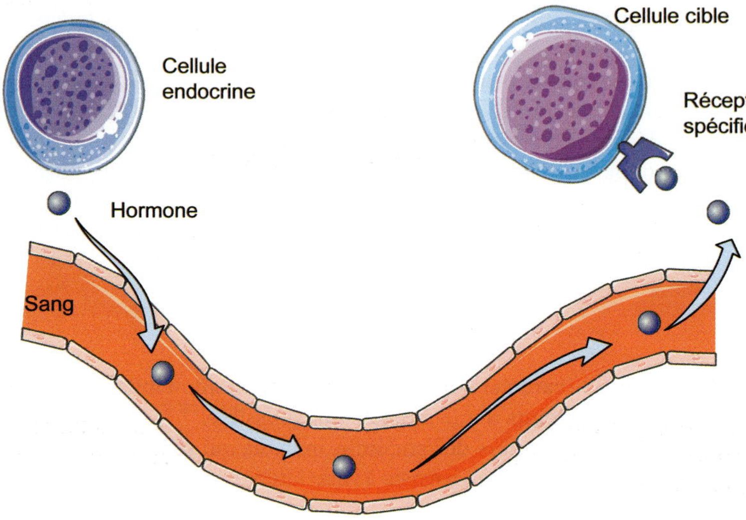

On classe les hormones selon leur affinité pour l'eau, hydrophile ou hydrophobe.
Les **hormones hydrophiles** sont solubles dans le plasma mais ne peuvent pas franchir les membranes, les messagers s'arrêtent au niveau extracellulaire. Ils reconnaissent et se fixent de façon spécifique à leur récepteur du côté extracellulaire et empruntent les voies de signalisation décrites précédemment.
Une cellule peut posséder plusieurs types de récepteurs et donc un nombre important de voies de signalisation cellulaire, impliquant des seconds messagers différents. Deux hormones peuvent entraîner l'activation du même second messager, ce qui permet d'augmenter le niveau de réponse de la cellule. Lorsque deux hormones activent des seconds messagers dont les activités sont opposées dans la cellule, alors ces hormones peuvent coordonnées le métabolisme cellulaire : c'est le cas de l'insuline (hormone hypoglycémiante) et du glucagon (hormone hyperglycémiante).
Les **hormones lipophiles** (ex. : hormones stéroïdiennes) sont transportées dans le sang par les protéines. Elles sont capables de franchir les membranes des cellules cibles, de se fixer sur un récepteur présent dans le cytoplasme et d'activer l'expression de gènes (fig. 90).

(C) La communication par neurotransmetteur

La communication par neurotransmetteur est réalisée par les neurones. L'influx nerveux (*voir :* Le neurone et la transmission de l'influx nerveux) se propage le long du neurone et arrive au niveau des terminaisons où il provoque l'exocytose de vésicules chargées de neurotransmetteurs. Ces derniers diffusent sur de courtes distances (inférieures au micromètre) jusqu'à la membrane de la cellule cible et se fixent sur des récepteurs membranaires.

L'espace, ténu, entre les deux cellules est appelé **synapse**. On trouve deux types de récepteurs : le premier regroupe les **récepteurs canaux**, qui s'ouvrent et laissent passer des ions lorsque les neurotransmetteurs s'y fixent; le second constitue le groupe des **récepteurs métabotropes** dont l'activation provoque la production d'un second messager. La durée d'action du neurotransmetteur est limitée dans le temps par des systèmes assurant sa recapture ou sa destruction.

Figure 92 Transmission synaptique

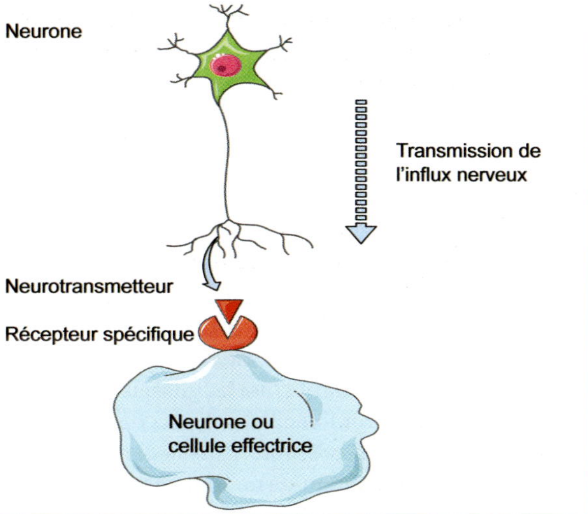

(D) *La communication paracrine et autocrine*

La communication paracrine intervient lorsque la distance entre les cellules émettrices et la cible est petite, quelques dizaines de micromètres. Dans le mode autocrine, la cellule émettrice et la cible sont identiques.

Ces modes de communication font intervenir des récepteurs transmembranaires ou cytoplasmiques.

Exemple

Le monoxyde d'azote (NO) est un gaz produit, notamment, par les cellules endothéliales qui diffuse jusqu'aux cellules cibles, cellules musculaires lisses où il provoque l'augmentation du second messager GMPc qui déclenche une relaxation musculaire. Dans cet exemple, l'action du messager est directe et ne passe pas par un récepteur.

Figure 93 Communications paracrine et autocrine

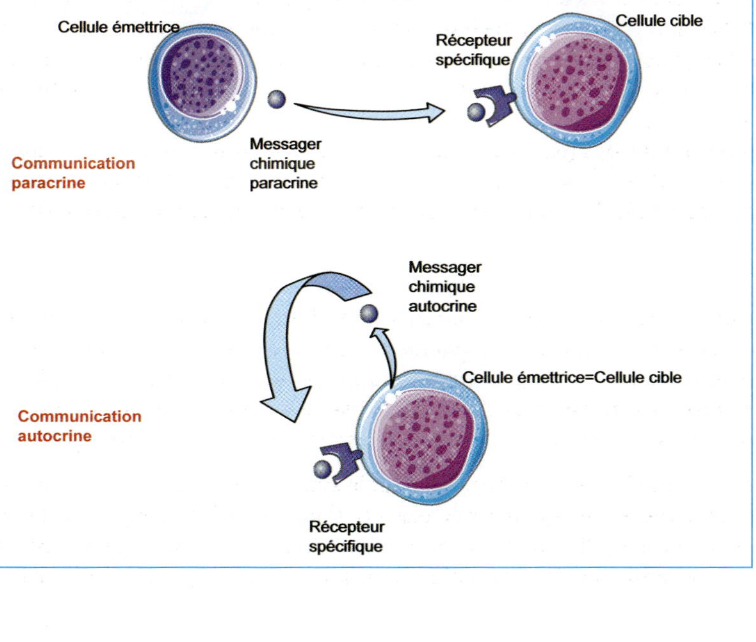

14

Applications professionnelles

1 Matrice extracellulaire déficiente et viscosupplémentation

Au niveau des articulations mobiles comme le genou et la hanche, on retrouve une capsule articulaire. Les parties articulées d'un genou normal ou d'une hanche normale sont couvertes d'une couche de cartilage articulaire. Entre ces couches de cartilage (tissu conjonctif) on trouve le liquide synovial. Ce liquide, visqueux, aux propriétés élastiques, permet de lubrifier l'articulation facilitant ainsi les glissements. Ses propriétés sont liées à la présence d'acide hyaluronique, macromolécule polysaccharidique. Cette molécule, notamment produite par les chondrocytes, est présente dans le cartilage et dans le liquide. Au cours de l'examen radiologique, cartilage et liquide ne sont pas visibles mais laissent apparaître un interligne articulaire (observable à l'IRM), dont l'épaisseur est relativement définie (environ 6 mm en « schuss » pour le genou). Un rétrécissement de l'interligne traduit la perte de tissu cartilagineux et l'apparition du processus arthrosique, **gonarthrose** pour le genou et **coxarthrose** pour la hanche.

Schuss : position radiologique, de face avec une vingtaine de degrés de flexion.

Figure 94 (a) Articulation du genou normal et arthrosique (b) cliché de coxarthrose

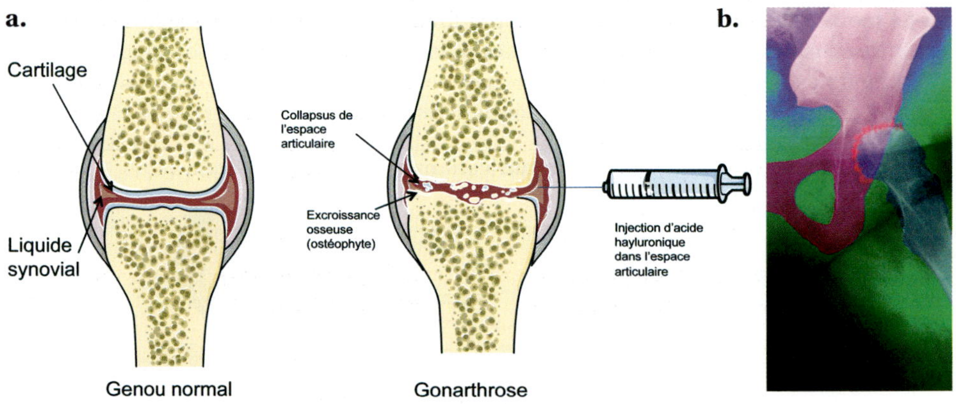

La viscosupplémentation, injection d'acide hyaluronique dans l'articulation arthrosique, permet de restituer dans une certaine mesure les qualités mécaniques du tissu cartilagineux. La durée de vie de la molécule est relativement courte, mais sa présence transitoire semble stimuler la synthèse endogène d'acide hyaluronique. De plus, l'injection semble avoir une action anti-inflammatoire et antinociceptive.

2 Le monoxyde d'azote (NO), de la biologie fondamentale à l'AMM

Dans l'organisme, le monoxyde d'azote est produit par les cellules endothéliales, à partir de l'acide aminé, l'arginine. Il diffuse jusqu'au tissu musculaire lisse sous-jacent. Il est aussi formé par certains neurones et par les macrophages. Le monoxyde d'azote provoque la transformation du guanosine triphosphate (GTP) en guanosine monophosphate cyclique, GMP cyclique (GMPc, second messager), dont l'augmentation est responsable de la modulation de l'activité de diverses protéines kinases qui permettent au niveau :

- **vasculaire** : une relaxation des fibres vasculaires lisses, créant une vasodilatation, notamment celle des vaisseaux cérébraux au cours des migraines, mais aussi celles des corps caverneux lors de l'érection ;
- **digestif** : un relâchement de l'estomac après le repas pour l'adapter au contenu alimentaire ;
- **pulmonaire** : une bronchodilatation.

L'action microbicide, directe sur les microorganismes, ne passe pas par un second messager.

Ce gaz a obtenu en 1996 une autorisation temporaire d'utilisation, et en 2001 une autorisation de mise sur le marché (AMM), chez les nouveau-nés (d'âge gestationnel > 34 semaines) présentant une détresse respiratoire hypoxémiante associée à des signes cliniques ou électrocardiographiques d'hypertension artérielle pulmonaire ; cette utilisation vise à améliorer l'oxygénation et à éviter le recours à l'oxygénation par circulation extracorporelle.
En 2008, la société Air Liquide obtient une AMM pour le traitement de l'hypertension artérielle pulmonaire (HTAP).
Il faut garder en mémoire que souvent les médicaments présentent des effets indésirables. D'après l'Inrs (Institut national de recherche et de sécurité), l'intoxication suraiguë aux oxydes d'azote est généralement mortelle en quelques instants par arrêt cardiorespiratoire. Le monoxyde est très vite oxydé en peroxyde d'azote qui est hydrolysé en acide nitrique puis transformé en ions nitrites. La réaction du NO avec l'oxyhémoglobine (HbO_2) est à l'origine de la formation de méthémoglobine (metHb) et de nitrates, qui sont ensuite éliminés par voie urinaire. La méthémoglobine, contrairement à l'hémoglobine, est incapable de fixer l'oxygène, ce qui contribue à réduire le transport de l'oxygène des poumons vers les tissus.
De plus, monoxyde et peroxyde sont mutagènes et le peroxyde semble promouvoir le développement de tumeurs pulmonaires. Bien entendu, l'ensemble de ces effets indésirables ne doit pas occulter les potentialités des traitements au monoxyde d'azote, car tous les traitements sont le fruit d'une réflexion opposant bienfaits versus effets iatrogènes lors de l'utilisation d'un principe actif.

Hypoxémiante : générant une diminution de l'apport en dioxygène aux tissus.
Mutagène : qui génère des mutations au niveau de l'ADN.

3 L'histologie des cancers, l'état de différenciation et la terminologie médicale

Les cellules qui composent un tissu expriment le même panel de gènes afin d'assurer une fonction particulière et commune. Les aspects cytologiques et moléculaires qui en découlent traduisent l'état de différenciation du tissu. Au cours du processus tumoral, les cellules peuvent conserver les caractéristiques du tissu duquel elles dérivent, on parle alors de tumeur différenciée ou orthoplasique ; elles peuvent subir une différenciation par rapport au tissu d'origine, on les appelle cellules métaplasiques, ou perdre toutes différenciations, ce sont les cellules anaplasiques.

Les tumeurs bénignes sont, en général, différenciées et les tumeurs malignes sont ortho, méta ou anaplasiques.

Le nom d'une tumeur est composé d'une racine, qui définit l'état de différenciation, et d'un suffixe, soulignant les caractères bénin, malin, unique ou multiple.

Suffixes

Suffixe	Tumeur	Exemple
-ome	Bénigne	Adénome
-atose	Multiple ou diffuse	Adénomatose
-carcinome(ou épithélioma)	Maligne épithéliale	Adénocarcinome
-sarcome	Maligne conjonctive	Fibrosarcome
-blastome	Embryonnaire	Neuroblastome

Certaines tumeurs malignes portent le suffixe -ome, elles sont alors accompagnées de l'adjectif malin, mélanome malin, lymphome malin...

Terminologie des tumeurs et differenciation

Tissu	Type	Tumeur bénigne	Tumeur maligne
Épithélial	Revêtement	Papillome Condylome	Carcinome
	Glandulaire	Adénome	Adénocarcinome
Conjonctif	Commun	Fibrome	Fibrosarcome
	Adipeux	Lipome	Liposarcome
	Cartilagineux	Chondrome	Chondrosarcome
	Osseux	Ostéome	Ostéosarcome
	Vasculaire	Hémangiome Lymphangiome	Hémangiosarcome Lymphangiosarcome
Musculaire	Lisse	Léiomyome	Leiomyosarcome
	Strié	Rhabdomyome	Rhabdomyosarcome
Nerveux	Méninges	Méningiome	Sarcome méningé
	Cellule gliale	Neurofibrome	Tumeur gliale
	Gaine de myéline	Schwannome	Schwannome malin

PARTIE IV

Le neurone, la transmission de l'influx nerveux et la contraction musculaire

Introduction

Comprendre

L'étude des cellules excitables est l'occasion de réinvestir l'ensemble des connaissances acquises dans les parties précédentes. Ce contexte physiologique permet d'intégrer un panel de notions, déjà abordées, extrêmement vaste – biochimie, chimie, biophysique, biologie cellulaire –, mais aussi des notions nouvelles, notamment en biophysique avec les conséquences électriques de la répartition des charges ioniques dans l'organisme. Cette partie « Comprendre » sera l'occasion de rappeler quelques fondamentaux en électricité.

Quelques notions d'électricité

Figure 95 Circulation des électrons (e-) aux bornes d'une pile connectées

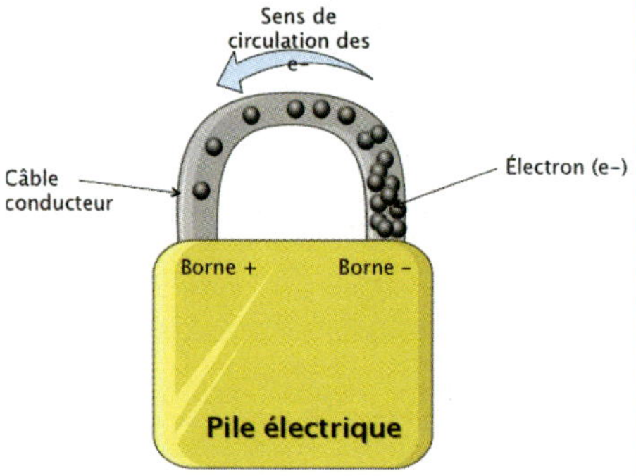

La circulation du courant au niveau des deux bornes d'une pile s'explique par les quantités d'électrons présentes au niveau des bornes. La borne négative est riche en électrons contrairement à la borne positive. Si l'on connecte les deux bornes (par un câble conducteur), les électrons vont être repoussés au niveau de la borne négative et attirés par la borne positive. Les électrons circulent donc de la borne négative vers la borne positive.

On compare souvent la circulation des électrons à l'écoulement de l'eau d'une rivière. La différence d'altitude entre deux points permet de déterminer l'énergie d'écoulement (liée à la gravitation). Par analogie, l'énergie de circulation des électrons dans le circuit électrique dépend de la différence (« dénivelé ») entre les quantités d'électrons présentes au niveau des bornes : plus la différence est importante et plus l'énergie, capable de mettre en mouvement les électrons libres dans le circuit, est importante. On parle de force électromotrice.

La quantité de charges en un point de l'espace (que l'on peut rapprocher d'une concentration, quantité d'électrons dans un volume) correspond au potentiel électrique de cet espace : on le mesure en volt (V). Ainsi, la force électromotrice dépend de la différence de potentiel entre deux points de l'espace, qui dépend elle-même des concentrations en charges entre ces deux espaces.

Dans la cellule

Les électrons ne circulent pas librement dans la cellule et les mouvements de charges que l'on observe sont liés aux charges des ions. Les mouvements et localisations des ions entraînent les mêmes phénomènes électriques que ceux décrits pour les électrons.

Les quantités d'ions dans un endroit imposent des potentiels électriques et la différence de potentiel, force électromotrice, traduit l'énergie capable de les mettre en mouvement.

Comment mesurer des différences de potentiel ?

Les différences de potentiel (ddp) sont mesurées à l'aide d'un oscilloscope dont le principe est assez simple. Un faisceau d'électrons bombarde un écran créant un spot sur ce dernier. Le faisceau passe entre deux plaques, connectées à deux électrodes. Chaque plaque adopte la charge de son électrode. Si les électrodes sont plongées dans des milieux possédant des potentiels électriques différents, alors les plaques n'ont pas la même charge : la plaque plus négative que l'autre repousse le faisceau (les électrons ayant une charge négative) et l'autre plaque les attire créant ainsi une déviation du faisceau, le spot se déplace sur l'écran (fig. 96b). Si les électrodes sont plongées dans des milieux possédant les mêmes potentiels électriques alors les plaques ont la même charge, le faisceau n'est pas dévié, le spot ne se déplace pas sur l'écran (fig. 96a).

Figure 96 Mesure d'une différence de potentiel entre deux compartiments chargés à l'aide d'un oscilloscope

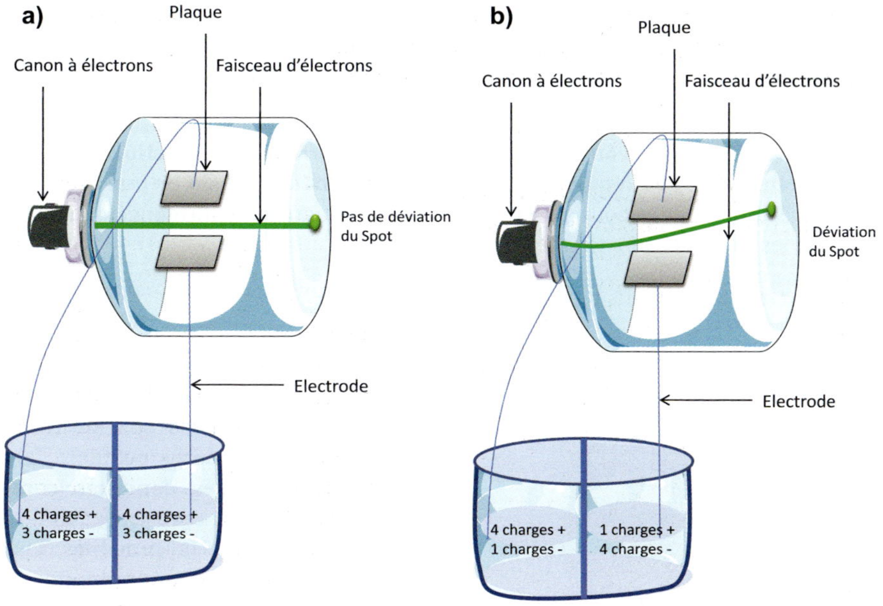

15

Le neurone et la transmission de l'influx nerveux

1 Les aspects cytologiques et histologiques

Le neurone est la principale cellule du tissu nerveux. Même si les formes sont nombreuses, la structure de base reste constante puisqu'elle comporte un **corps cellulaire** et des **prolongements cellulaires**. Les **dendrites** et les **axones** sont les deux types de prolongements et constituent les supports de la connexion. Le nombre et la nature des prolongements déterminent la forme et les capacités fonctionnelles des neurones.

Figure 97 Polymorphisme des neurones

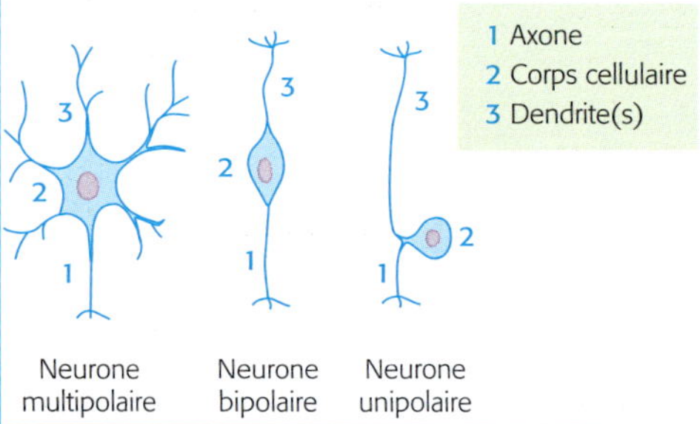

L'axone se termine par une arborisation dont chaque branche se finit en un petit renflement, le **bouton synaptique**, capable de créer un contact avec une autre cellule.

L'aspect en microscopie électronique montre que seuls le corps cellulaire et les régions proximales des dendrites contiennent du REG, appelé corps de Nissl; ce dernier indique que les protéines localisées aux régions distales sont produites au niveau du corps cellulaire et transportées vers les extrémités. Les mitochondries sont nombreuses et réparties dans toute la cellule; le cytosquelette donne sa forme au neurone et constitue un réseau sur lequel les organites cellulaires, vésicules et mitochondries, peuvent se mouvoir.

Figure 98 Ultrastructure d'un motoneurone

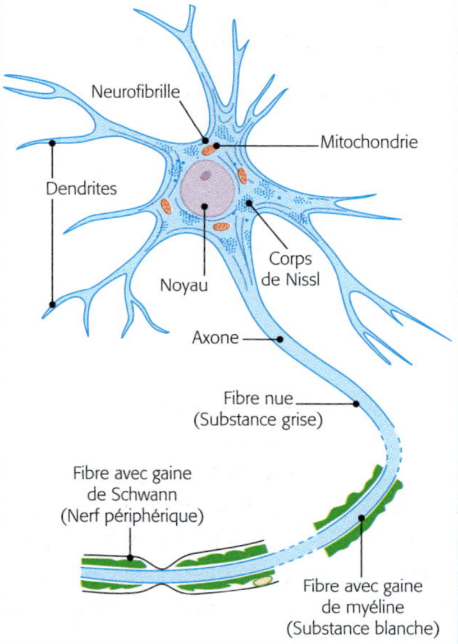

Dans le tissu nerveux, le neurone est associé aux cellules gliales, chargées de la nutrition et la protection des neurones. Certaines cellules peuvent s'enrouler autour des axones constituant ainsi une gaine. Au niveau du système nerveux central, les oligodendrocytes créent des prolongements cellulaires qui s'enroulent et forment la gaine de myéline. Cette gaine est composée de l'enroulement et de la superposition de membranes plasmiques, elle est donc riche en lipides membranaires. L'abondance de lipides exclut l'eau et les ions dissous, et fait de cette gaine un bon isolant. Au niveau du système nerveux périphérique, la gaine de myéline est formée par les cellules de Schwann. La gaine s'interrompt sur des petites portions, les nœuds de Ranvier. Lorsque la cellule de Schwann entoure l'axone sans enroulements membranaires successifs, on parle de gaine de Schwann sans myéline.

Figure 99 Formation des gaines d'une fibre nerveuse myélinisée

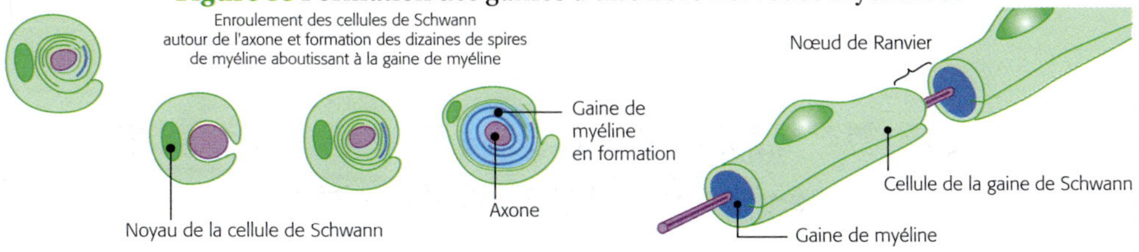

Dans le système nerveux central, les corps cellulaires forment la **substance grise** et les axones gainés de myéline la **substance blanche**.
L'axone myélinisé ou amyélinisé forme la **fibre nerveuse** qui, en s'associant à d'autres fibres, constitue le **nerf**.

2 Les aspects chimiques et électriques

La taille exceptionnelle des axones du calmar (jusqu'à 1 mm de diamètre) facilite l'étude des phénomènes chimiques et électriques au niveau de la fibre nerveuse. Il est possible à l'aide d'un oscilloscope muni de microélectrodes de mesurer le potentiel électrique à l'intérieur de l'axone et de le comparer à celui de l'extérieur, puis de déterminer la différence de potentiel (ddp).

A La fibre au repos

Si l'on plonge une microélectrode dans la fibre géante de calmar au repos, on observe une différence de potentiel d'environ − 65 mV. Cette ddp indique qu'au repos l'intérieur de la fibre est plus négatif que l'extérieur, c'est le potentiel de membrane.

Figure 100 Dispositif d'enregistrement d'un potentiel de membrane

R1 = microélectrode
R2 = électrode extra-cellulaire

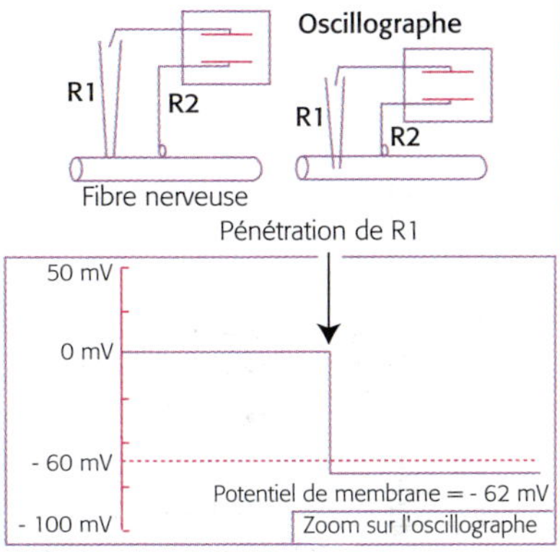

Répartition des charges de part et d'autre de la membrane

Espèce chimique	Milieu intracellulaire (mmol/L)	Milieu extracellulaire (mmol/L)
Na^+	15	140
K^+	140	5
Cl^-	14	147
Grosses molécules chargées négativement (protéines)	155	2

Le tableau ci-dessus montre que les concentrations des ions de part et d'autre de la membrane ne sont pas identiques et le gradient électrique naît de ces déséquilibres.
Afin de comprendre la formation du gradient électrique, nous allons imaginer que la membrane ne soit perméable qu'aux ions K^+. On observe alors un phénomène de dialyse poussant les ions K^+ à diffuser vers le milieu extracellulaire, provoquant alors la perte de charges positives dans le milieu intracellulaire. Cette nouvelle répartition des charges des deux côtés de la membrane crée un gradient électrique dans lequel l'extérieur est positif et l'intérieur est négatif.

Figure 101 Création d'un gradient électrique à partir d'un gradient chimique, dans un modèle perméable uniquement au potassium

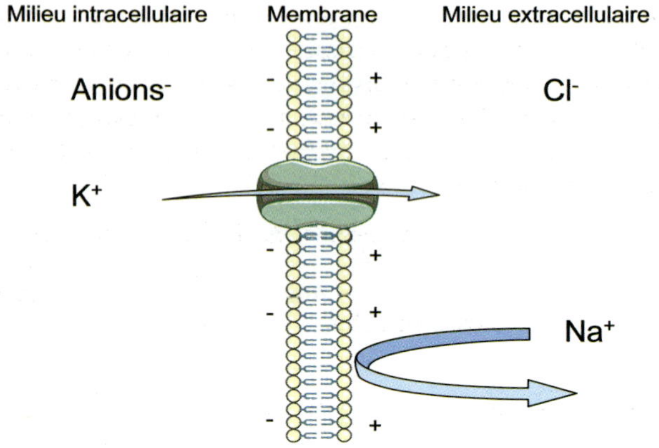

Plus la différence de concentrations entre les compartiments est importante et plus il faudra faire passer d'ions dans le compartiment déficitaire et donc plus le gradient électrique sera important.

In vivo, la membrane du neurone au repos est principalement perméable aux ions K^+. Elle laisse diffuser majoritairement les ions K^+ vers le milieu extracellulaire et dans une moindre mesure les ions Na^+ vers le milieu intracellulaire, au regard des concentrations indiquées dans le tableau précédent. Ces mouvements ioniques sont à l'origine de la formation du gradient électrique se traduisant par une différence de potentiel entre l'intérieur et l'extérieur du neurone.

Les concentrations des ions de part et d'autre de la membrane d'un neurone au repos sont constantes, pourtant les mouvements d'ions sont permanents. Il existe donc un système qui assure le déséquilibre constant des concentrations. Il s'agit d'un transport actif, la pompe Na/K ATPase, qui consomme de l'énergie et qui permet le transport simultané de deux K^+ vers l'intérieur de la cellule et trois Na^+ vers l'extérieur. Ce transport utilise l'énergie d'hydrolyse de l'ATP pour transporter ces ions contre leur gradient respectif.

Figure 102 Mouvements ioniques au repos et pompe Na/K ATPase

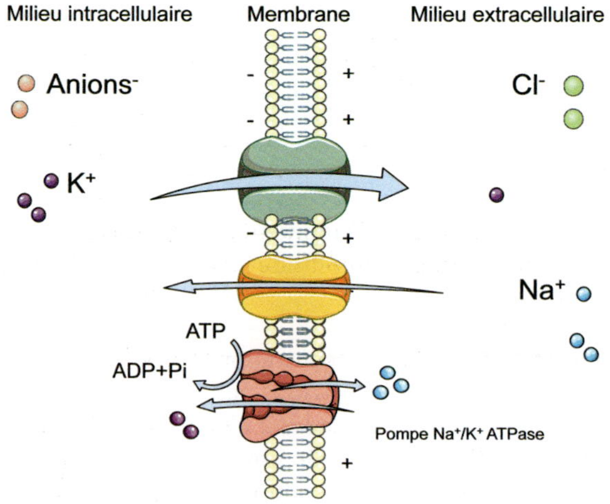

Le neurone utilise une grande partie de son énergie afin de faire fonctionner ses pompes Na/K ATPase dans le maintien du potentiel de repos. Le maintien, constant, du déséquilibre ionique par la pompe explique la constance du potentiel de repos.

B Le potentiel d'action

Les cellules excitables sont capables de répondre à certains stimuli (ou stimulations) en modifiant leur potentiel de membrane, créant une réponse électrique invariable, le potentiel d'action, correspondant à la dépolarisation transitoire et locale de la membrane plasmique.
Si on place sur une fibre nerveuse un dispositif de stimulation électrique, composé d'un générateur électrique et d'électrodes de stimulation, et un oscilloscope, muni d'une électrode plongeant dans le milieu extérieur et d'une microélectrode pénétrant le milieu intracellulaire, on peut étudier les caractéristiques d'excitabilité de la fibre.

Figure 103 Montage d'étude de la fibre nerveuse

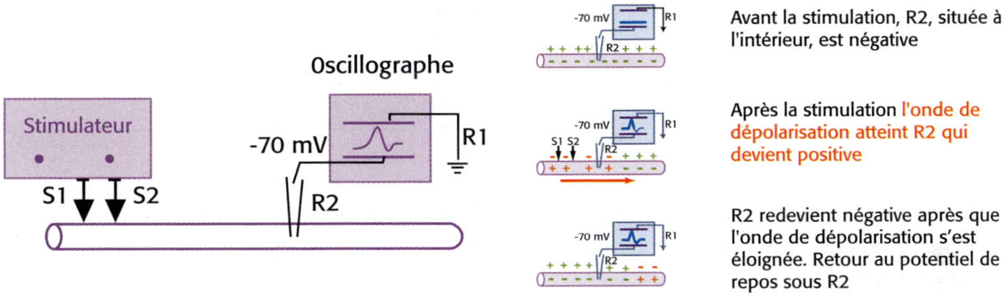

La stimulation doit être suffisante en intensité pour générer un potentiel d'action.

Figure 104 Stimulation efficace

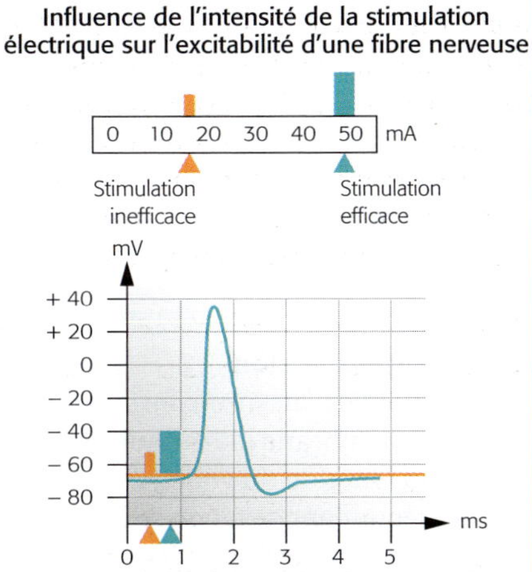

Lorsque la stimulation est suffisante, l'augmentation de son intensité ne change pas la réponse qui demeure un potentiel d'action d'amplitude identique : on dit que la fibre nerveuse respecte la **loi du tout ou rien**.

Figure 105 Réponse d'une fibre nerveuse après 5 stimulations d'intensité croissante

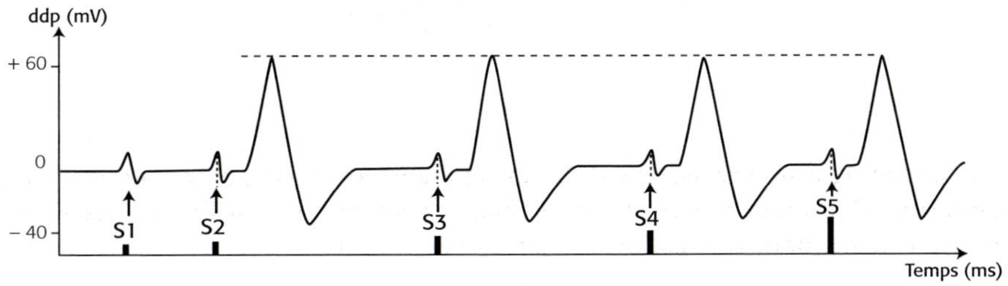

Le nerf est, quant à lui, constitué de plusieurs fibres nerveuses possédant des seuils d'excitabilité différents ; ainsi, l'augmentation de l'intensité peut augmenter le nombre de fibres recrutées jusqu'au recrutement de leur ensemble, constituant l'amplitude maximale du potentiel d'action du nerf.

Figure 106 Réponse d'un nerf après 5 stimulations d'intensité croissante

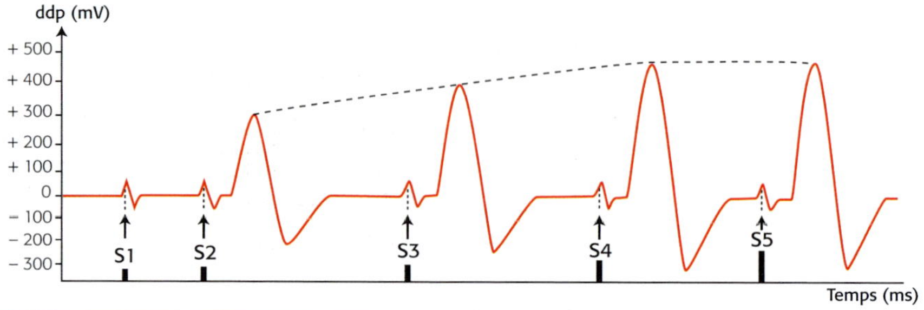

L'observation d'un potentiel d'action montre trois phases : la **dépolarisation**, la ddp se rapproche de zéro et devient positive ; la **repolarisation**, la ddp redevient négative et l'**hyperpolarisation** au cours de laquelle la ddp est inférieure au potentiel de repos de la membrane.

Figure 107 Potentiel d'action monophasique

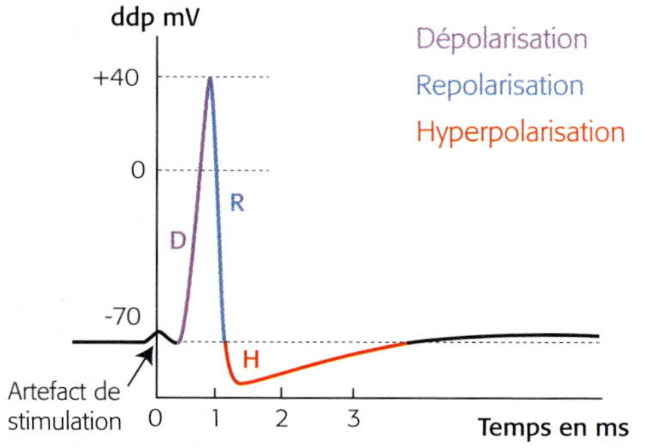

Explication chimique du potentiel d'action

Les phénomènes électriques que l'on mesure sont liés à des modifications transitoires de la perméabilité membranaire. La membrane plasmique contient des transporteurs ioniques particuliers capables de s'ouvrir en fonction du voltage. Ces canaux voltage-dépendants sont spécifiques des ions Na^+ ou K^+ et répondent de façon séquentielle.

La dépolarisation est, principalement, liée à un flux entrant de Na^+ et la repolarisation à un flux sortant de K^+.

Après stimulation, les premiers canaux à s'ouvrir sont les canaux Na^+ voltage-dépendants qui facilitent la diffusion du Na^+ du milieu extracellulaire vers le milieu intracellulaire par dialyse. L'entrée de charges positives dépolarise la membrane et la ddp devient positive lorsque le potentiel électrique intracellulaire est supérieur au potentiel électrique extracellulaire.

Figure 108 Importance des flux ioniques au cours d'un potentiel d'action

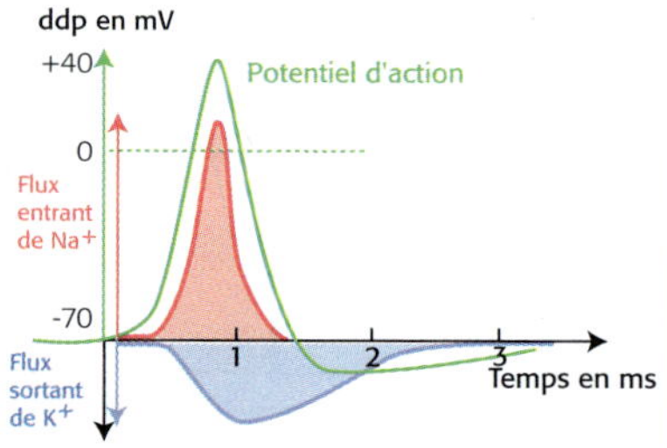

L'ouverture des canaux Na^+ voltage-dépendants est très brève ; elle est suivie de celle des canaux K^+ voltage-dépendants qui vont faciliter la diffusion des ions K^+ du milieu intracellulaire vers le compartiment extracellulaire. La sortie des ions K^+ diminue le nombre de charges positives à l'intérieur de la fibre et conduit à sa repolarisation.

L'ouverture tardive des canaux K^+ voltage-dépendants augmente la perte de charges positives intracellulaires et provoque une hyperpolarisation.

Figure 109 Mouvements ioniques au cours du potentiel d'action

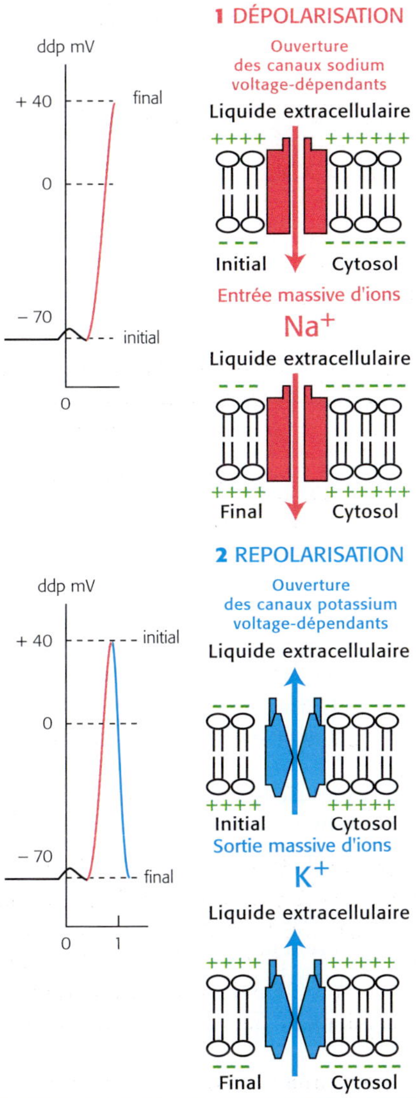

La ddp est inférieure au potentiel de repos et la répartition locale des ions ne correspond plus à celle de la fibre au repos, puisque le Na^+ est intracellulaire et le K^+ extracellulaire. Pour que cette partie de la fibre puisse à nouveau répondre à une nouvelle excitation, il faut redistribuer les ions : cette opération est réalisée par la pompe Na/K ATPase.

Figure 110 Bilan des échanges ioniques lors du potentiel d'action

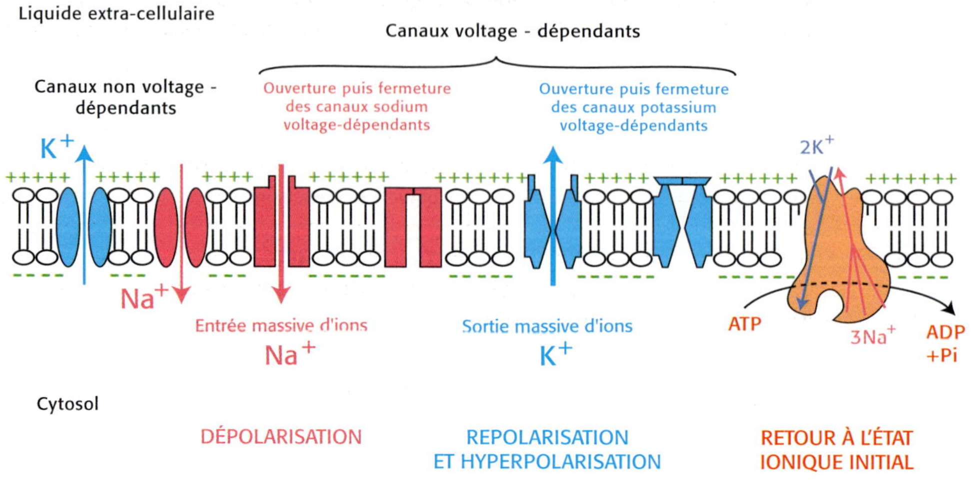

C La propagation du potentiel d'action

Le potentiel d'action, une fois créé, devient, localement un stimulus capable d'ouvrir des canaux Na^+ voltage-dépendants situés à proximité, générant alors un nouveau potentiel d'action susceptible d'activer de nouveaux canaux Na^+ voltage-dépendants... Après leur brève ouverture, les canaux Na^+ voltage-dépendants connaissent une modification de structure transitoire qui les rend insensibles à toute nouvelle excitation, c'est la période réfractaire absolue. Immédiatement après cette période, il devient possible, pendant un cours intervalle, de déclencher un nouveau potentiel d'action à condition d'avoir une stimulation très supérieure au seuil de stimulation du neurone, c'est la période réfractaire relative. À la suite de cette période, le neurone redevient sensible à toutes les stimulations dépassant le seuil de stimulation.

La période réfractaire absolue impose le sens de propagation du potentiel d'action puisque les canaux sont devenus transitoirement insensibles. Il n'est pas possible de déclencher un nouveau potentiel d'action dans une région ayant été dépolarisée, le potentiel progresse donc de cette région sans y revenir.

Dans la fibre amyélinisée la progression se fait de proche en proche alors que dans la fibre myélinisée la progression est saltatoire d'un nœud de Ranvier à l'autre. La propagation saltatoire assure donc une propagation rapide du potentiel d'action.

Figure 111 Fibre myélinisée : propagation saltatoire

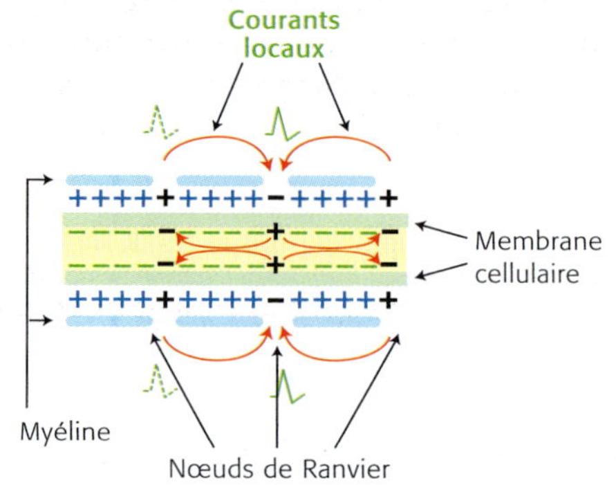

Outre la myéline, le diamètre de la fibre influe sur la vitesse de propagation, plus il est important et plus la vitesse augmente. La vitesse de propagation passe de 0,5 m/s pour une fibre amyélinisée de petit diamètre à 100 m/s pour les plus rapides des fibres myélinisées à gros diamètre.

D Le franchissement des synapses neuroneuronales chimiques

Les neurones sont connectés par le rapprochement des membranes créant des points de contact, les **synapses**. L'observation, en microscopie électronique, de la synapse dévoile un espace ténu, la fente synaptique entre les membranes des neurones présynaptique et postsynaptique. On observe aussi l'accumulation de vésicules dans le bouton synaptique du neurone présynaptique. Ces vésicules sont chargées de neurotransmetteurs prêts à être libérés dans la fente synaptique par exocytose après stimulation.

Figure 112 Avant la stimulation

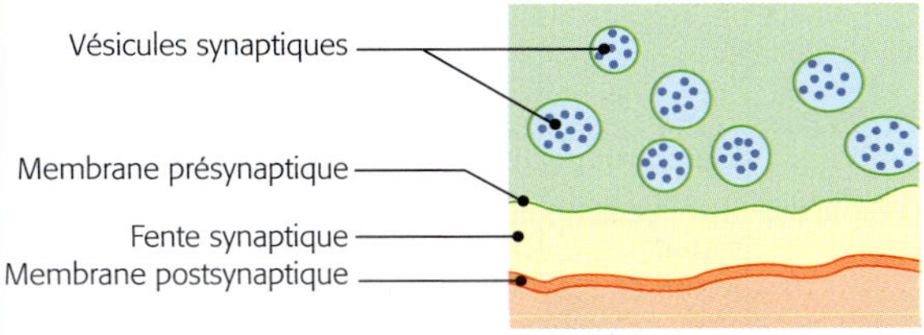

Figure 113 Après la stimulation

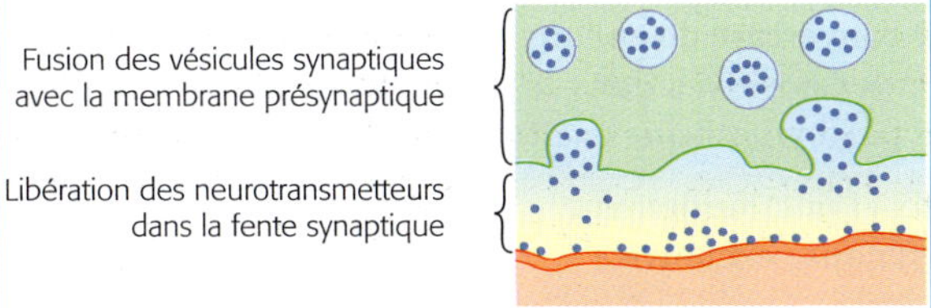

Le potentiel d'action arrive jusqu'au bouton synaptique où il provoque l'ouverture de canaux calciques voltage-dépendants. Le calcium est principalement extracellulaire car la majorité du calcium intracellulaire est stockée dans le REL, donc la concentration cytoplasmique en calcium est faible. Le calcium diffuse dans le bouton synaptique où il assure la fusion des membranes des vésicules avec la membrane présynaptique. Les neurotransmetteurs sont libérés dans la fente synaptique, diffusent jusqu'à la membrane postynaptique et se fixent sur des récepteurs membranaires. Les récepteurs canaux s'ouvrent et laissent passer des ions lorsque les neurotransmetteurs s'y fixent, les récepteurs métabotropes dont l'activation provoque la production d'un second messager qui conduit à l'ouverture de canaux ioniques. La durée d'action du neurotransmetteur est limitée dans le temps par des systèmes assurant sa recapture (par le neurone présynaptique ou cellules gliales), ou son inactivation par hydrolyse ou par biotransformation.

Récepteur métabotrope : récepteur membranaire qui répond à la fixation du ligand (premier messager) par une série de réactions biochimiques intracellulaires.

Les neurotransmetteurs et les types de récepteurs chimio-dépendants sont nombreux, mais les réponses qu'ils déclenchent au niveau postsynaptique sont finalement binaires, puisqu'ils créent une **dépolarisation** ou une **hyperpolarisation** postsynaptique.

On comprend qu'une synapse qui entraîne une dépolarisation peut provoquer, si elle dépasse le seuil de dépolarisation nécessaire au recrutement des canaux Na^+ voltage-dépendants, la création d'un potentiel d'action postsynaptique, et que la synapse qui entraîne une hyperpolarisation rend difficile la formation d'un potentiel postsynaptique.
La synapse dépolarisante est une **synapse excitatrice** et la synapse hyperpolarisante est une **synapse inhibitrice**.

Tableau de comparaison de l'acétylcholine et de l'acide γ-aminobutyrique

Neurotransmetteur NT	Récepteur	Réponse postsynaptique		Mode d'élimination	Agoniste	Antagoniste
Acétylcholine	Nicotinique	Canal ionique	Excitatrice	Acétylcholine estérase, hydrolyse du NT	Nicotine	A-conotoxin
	Muscarinique	Métabotrope	Excitatrice		Muscarine	Atropine
Acide γ-aminobutyrique GABA	$GABA_A$	Canal ionique	Inhibitrice	Recapture par le neurone présynaptique et les cellules gliales	Diazépam	Flumazénil
	$GABA_B$	Métabotrope	Inhibitrice		Baclofen	Saclofen
	$GABA_C$	Canal ionique	Inhibitrice		Acide cis−4−aminocrotonique	Picrotoxin

1. La synapse excitatrice

Le neurotransmetteur se fixe sur son récepteur spécifique présent sur la membrane postsynaptique et provoque l'ouverture de canaux assurant l'entrée d'ions positifs comme le Na^+. L'augmentation de charges positives dans le milieu intracellulaire crée une légère dépolarisation appelée **potentiel postsynaptique excitateur** (PPSE).

Figure 114 Fonctionnement d'une synapse excitatrice

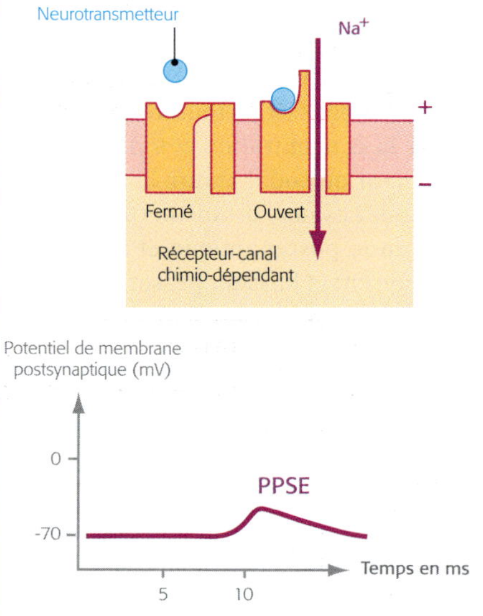

Un PPSE ne peut, seul, suffire à entraîner un potentiel d'action postsynaptique ; cependant, lorsqu'une synapse crée plusieurs PPSE successifs et rapprochés dans le temps ces derniers s'additionnent : on parle de **sommation temporelle**. Ils peuvent dépasser le seuil de dépolarisation du neurone postsynaptique et provoquer l'ouverture des canaux Na^+ voltage-dépendants responsables du potentiel d'action. Plusieurs boutons terminaux peuvent décharger, au même moment, sur une même région du neurone postsynaptique et provoquer une **sommation spatiale** des PPSE, apte à dépasser le seuil de dépolarisation du neurone postsynaptique et provoquer l'ouverture des canaux Na^+ voltage-dépendants.

2. La synapse inhibitrice

Le neurotransmetteur se fixe sur son récepteur spécifique présent sur la membrane postsynaptique et provoque l'ouverture de canaux assurant l'entrée d'ions négatifs comme le Cl^-, ou l'ouverture de canaux assurant la sortie d'ions positifs comme le K^+. L'augmentation de charges négatives dans le milieu intracellulaire crée une légère hyperpolarisation appelée **potentiel postsynaptique inhibiteur** (PPSI).

Figure 115 Fonctionnement d'une synapse inhibitrice

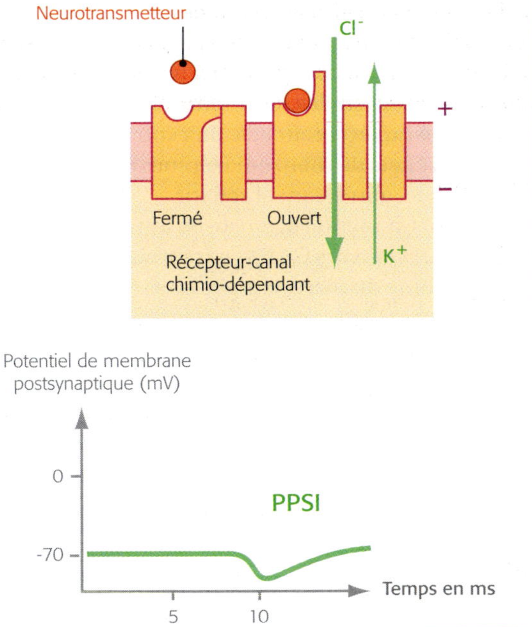

À l'instar des PPSE, les PPSI peuvent se sommer dans l'espace et le temps. *In fine*, toutes les informations convergentes permettent une intégration de l'information en « autorisant ou interdisant » la propagation du potentiel d'action.

Figure 116 Sommation spatiale : « S » électrode stimulatrice et « R » électrode d'enregistrement, le numéro correspond à une synapse

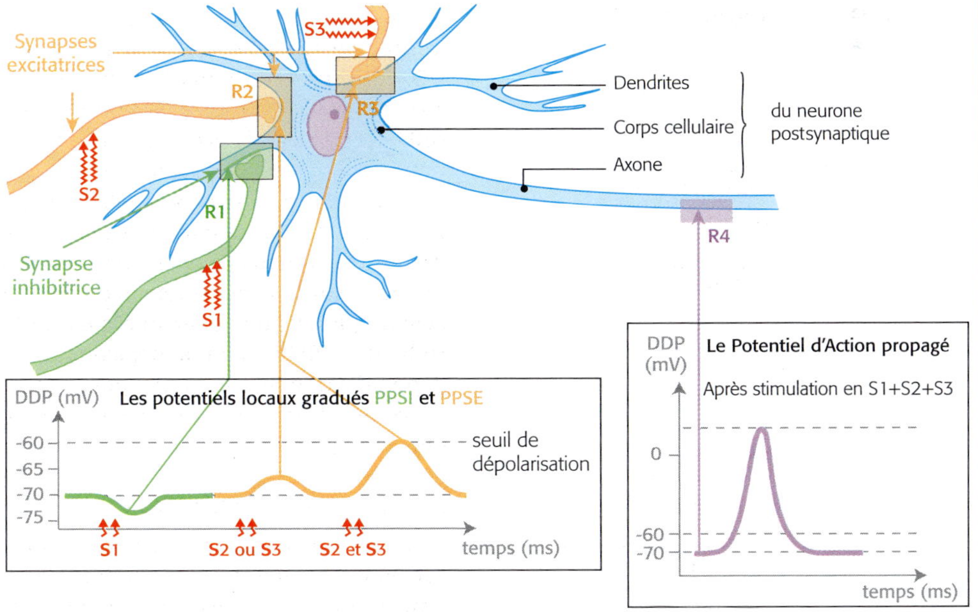

RÉCEPTEUR AU GABA ET BENZODIAZÉPINES !

Depuis l'introduction des premières benzodiazépines, comme le diazépam (Valium®) dans le début des années 60, plus de cinquante autres benzodiazépines ont été créées. Les benzodiazépines se fixent sur les récepteurs $GABA_A$, et modulent selon la benzodiazépine l'activité du récepteur et le flux entrant de Cl^- responsable de l'hyperpolarisation. Les effets des benzodiazépines sont nombreux : anticonvulsifs, myorelaxant, anxiolytique, amnésiant et sédatif.

Les benzodiazépines ont une action agoniste ou antagoniste selon les molécules.

Le diazépam se fixe aux récepteurs $GABA_A$ sur un site différent de celui de fixation du GABA, et augmente l'affinité du récepteur pour le GABA. Le flumazénil est un antagoniste des récepteurs $GABA_A$ et peut être utilisé dans le traitement des intoxications médicamenteuses volontaires aux benzodiazépines.

16

La cellule musculaire et la contraction

Nous avons vu qu'il existe trois types de cellules musculaires, striées squelettiques, lisses et striées cardiaques. Nous étudierons dans cette partie la contraction au niveau des cellules musculaires striées et nous aborderons ensuite les cas des cellules musculaires cardiaque et lisse.

1 La cellule musculaire striée squelettique

(A) Les aspects cytologiques et histologiques

Les cellules musculaires striées ou **fibres musculaires** composent les muscles squelettiques. Ces cellules plurinucléées sont géantes et proviennent de la fusion de plusieurs dizaines de cellules. Le cytoplasme est pour sa majorité occupé par des **myofibrilles** d'origine protéique, striées transversalement et donnant cet aspect caractéristique de la fibre. Les noyaux sont rejetés en périphérie près de la membrane plasmique appelée sarcolemme.

Figure 117 Du muscle à la myofibrille

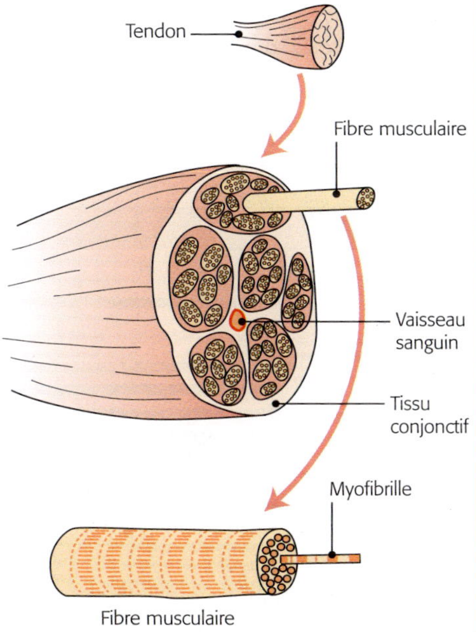

L'observation au microscope électronique dévoile une organisation fine des structures moléculaires et membranaires. Le **sarcolemme** forme des invaginations tubulaires, les tubules transverses, qui pénètrent en profondeur dans la fibre. Ces tubules sont en contact avec les citernes terminales du réticulum sarcoplasmique (ou réticulum endoplasmique de la fibre).
Les myofibrilles présentent une structure alternée de bandes (ou disque) sombres et de bandes claires. Au niveau de la bande claire on trouve la strie Z.

Figure 118 Ultrastructure d'une fibre musculaire

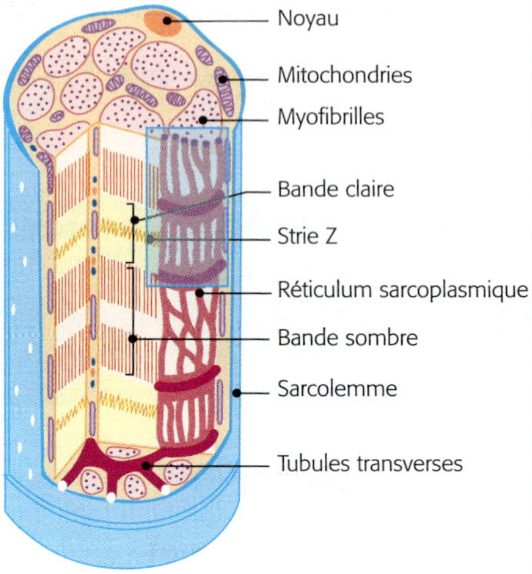

La région située entre deux stries Z est appelée **sarcomère** ; elle constitue l'unité de contraction des myofibrilles. L'étude des protéines qui composent le sarcomère montre une alternance de filaments d'actine, ancrés dans une strie Z, et de filaments de myosine. De la strie Z partent des filaments d'actine, constituant la bande claire. Lorsque ces filaments d'actine chevauchent les filaments de myosine, on obtient la bande sombre. Le centre de la bande sombre, la strie H, ne contient pas d'actine.

Figure 119 Détail d'une myofibrille : le sarcomère

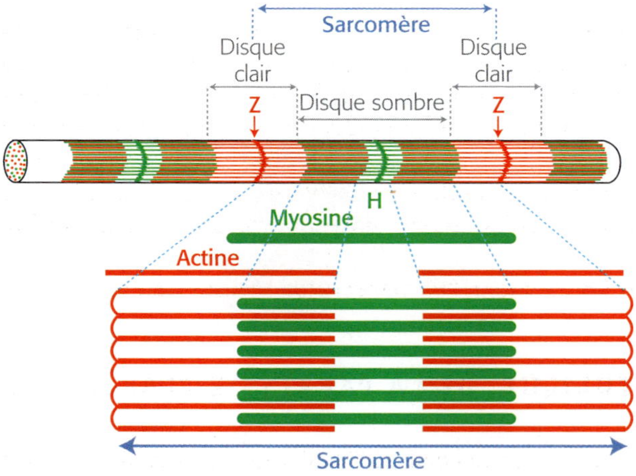

(B) *La jonction neuromusculaire*

Les muscles striés possèdent une commande nerveuse volontaire *via* les motoneurones. Un motoneurone forme des synapses chimiques au niveau de son arborisation terminale pouvant commander plusieurs fibres musculaires.

La synapse neuromusculaire présente les mêmes éléments que la synapse neuroneuronale, membranes présynaptique et postsynaptique, fente synaptique, vésicules et neurotransmetteur. Le neurotransmetteur est l'acétylcholine.

Figure 120 Jonctions neuromusculaires entre un motoneurone et des fibres musculaires squelettiques (× 250)

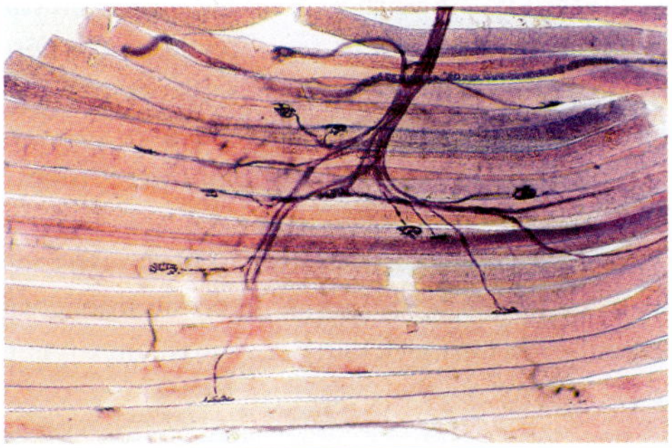

Figure 121 Synapse neuromusculaire

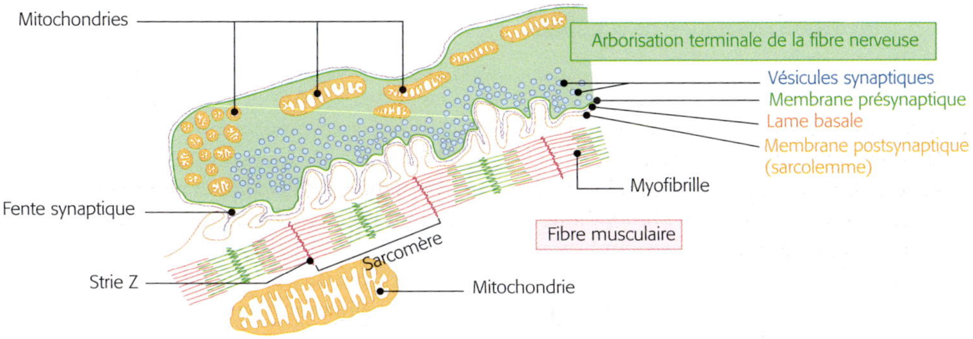

Lorsque le potentiel d'action arrive au niveau du bouton synaptique, il provoque l'ouverture de canaux calcium voltage-dépendants qui laissent entrer le calcium dans le cytoplasme provoquant l'exocytose des vésicules. L'acétylcholine diffuse jusqu'aux récepteurs canaux présents au niveau du sarcolemme et s'y fixe. Les récepteurs canaux s'ouvrent et laissent entrer le Na^+ dans le cytoplasme de la fibre musculaire. L'entrée de Na^+ crée une dépolarisation, appelée potentiel de plaque motrice (similaire à un PPSE), qui provoque l'ouverture de canaux Na^+ voltage-dépendants et la création d'un potentiel d'action musculaire (entrée de Na^+ et sortie de K^+).
L'action de l'acétylcholine est arrêtée par l'acétylcholine estérase.

TOXINE BOTULIQUE, DE LA PARALYSIE FLASQUE À L'INJECTION ESTHÉTIQUE !

Clostridium botulinum est un bacille à Gram positif anaérobie strict (qui ne peut pas se développer en présence d'O_2). Cette bactérie produit le poison le plus toxique connu. La dose létale chez l'homme est estimée à 100 ng : 1 µg par voie orale ; 0,7 à 7 kg suffiraient à décimer la population mondiale. La toxine est une enzyme, endopeptidase, qui hydrolyse les liaisons peptidiques. Elle hydrolyse les protéines responsables de la fusion de la vésicule de neurotransmetteur au niveau des jonctions neuromusculaires, empêchant alors la libération d'acétylcholine dans la fente synaptique, et donc la transmission de la commande nerveuse au muscle. La toxine est responsable des signes observés.

Chez l'homme, le botulisme se traduit par des troubles digestifs (douleurs et vomissements) suivis d'une atteinte du système nerveux. Les troubles oculaires, précoces, correspondent à une paralysie de l'accommodation, mydriase avec parfois abolition du réflexe photomoteur. Les troubles peuvent s'étendre aux autres parties du corps avec paralysie des membres inférieurs accompagnée de l'abolition du réflexe ostéotendineux. L'évolution est le plus souvent favorable avec disparation des signes en quelques semaines. L'issue est parfois fatale par arrêt respiratoire signant l'atteinte phrénique (diaphragme).
Utilisée pour traiter une forme de dystonie, le blépharospasme (contractions involontaires des muscles orbiculaires) et le strabisme, cette toxine est aujourd'hui injectée pour empêcher la transmission nerveuse au niveau des muscles du visage afin d'atténuer les rides.

Mydriase : dilatation de la pupille.

Ⓒ *Le couplage excitation/contraction*

Le potentiel d'action musculaire se propage le long du sarcolemme et gagne les tubules transverses où il rencontre des récepteurs voltage-dépendants.
Le récepteur voltage-dépendant du sarcolemme est physiquement lié à des canaux calciques des citernes. Lorsque le premier est stimulé par l'arrivée du potentiel d'action membranaire, il change de conformation et provoque l'ouverture du deuxième par induction mécanique, et la libération du calcium des citernes.
Au niveau des cellules musculaires striées, le couplage mécanique entre les deux récepteurs est responsable de l'augmentation du calcium cytosolique.

Figure 122 Couplage excitation/contraction

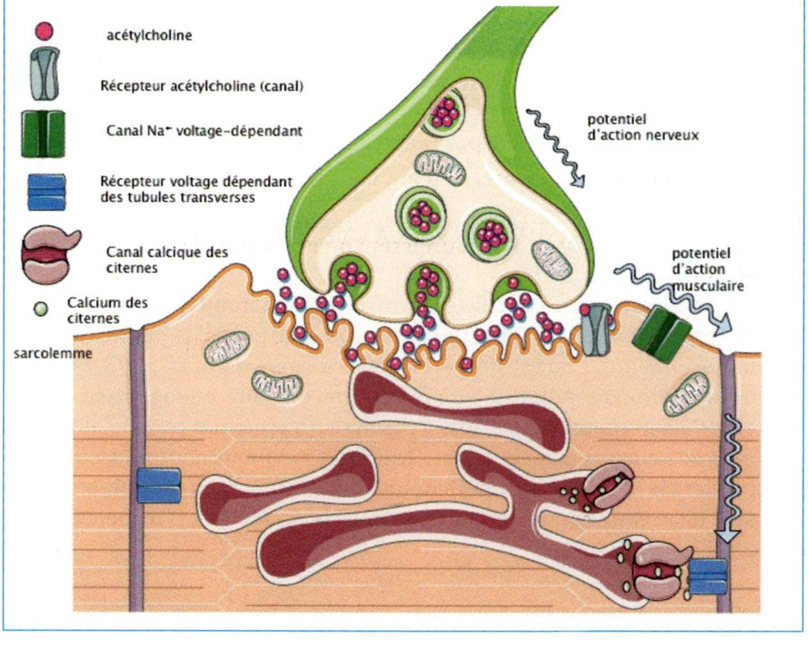

La myosine possède des têtes capables de se fixer sur l'actine, mais le site de fixation, au niveau de l'actine est occupé par un complexe formé de troponine et tropomyosine. Le calcium peut, en se fixant sur la troponine, provoquer le déplacement de la tropomyosine et donc libérer les sites de fixation présents sur l'actine. La fixation de la tête de myosine libère un phosphate qui lui était associé et le basculement de la tête vers les stries H, l'ADP est libéré à la fin du mouvement.

Figure 123 Libération des sites de fixation sur l'actine par le calcium

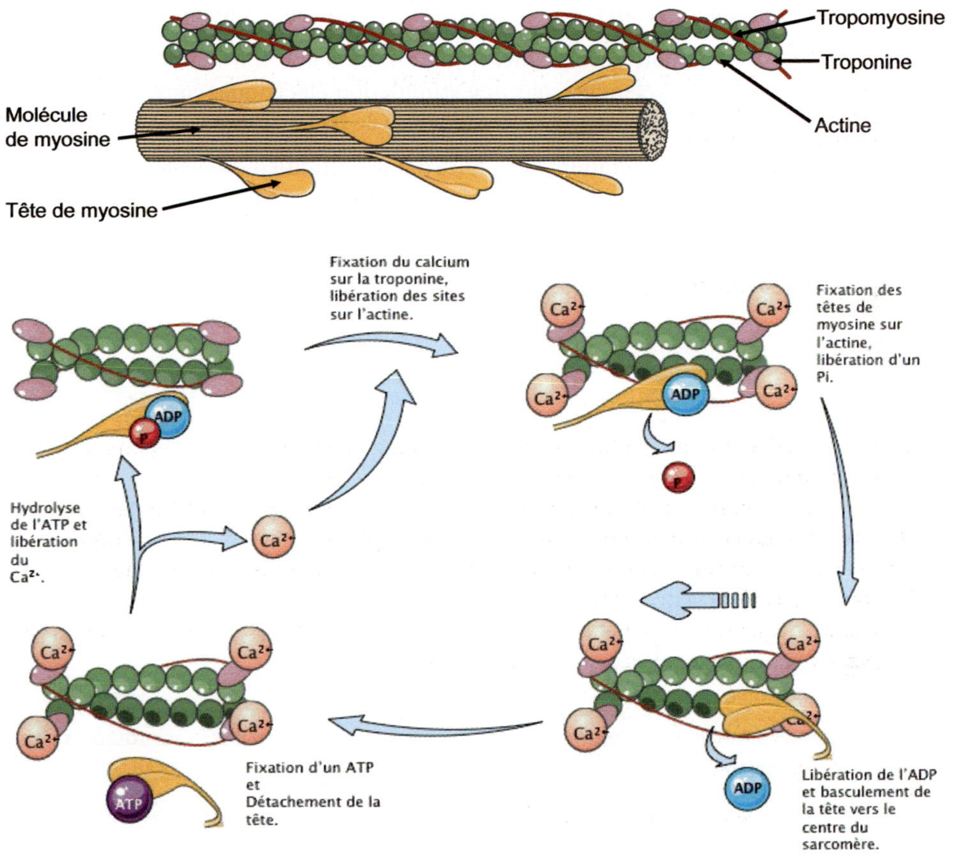

Ce mouvement provoque le raccourcissement des sarcomères.

Figure 124 Raccourcissement des sarcomères

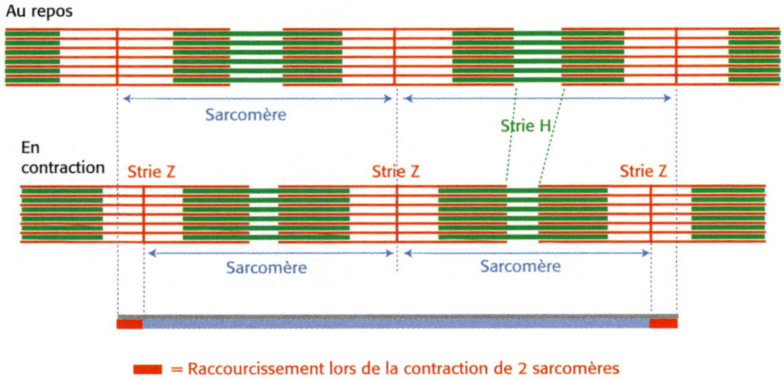

La fixation d'une molécule d'ATP par la tête de myosine permet son détachement de l'actine. La tête libre est capable d'hydrolyser cette molécule d'ATP en ADP et Pi afin qu'un nouveau cycle commence.

Tant que le calcium est présent, les sites de fixation sur l'actine sont libérés et la contraction est possible. Lorsque le potentiel d'action musculaire s'arrête, le calcium extracellulaire ne pénètre plus et le calcium des citernes n'est plus libéré. Le calcium présent dans le cytoplasme retourne dans les citernes par l'intermédiaire d'un transport actif uniport qui consomme de l'ATP.

L'ATP intervient donc au cours de la contraction et du relâchement musculaires.

On peut mesurer l'activité mécanique, myogramme d'une fibre musculaire, et observer la **secousse musculaire** déclenchée par une stimulation électrique, constituée d'une phase de latence, d'une phase de contraction et d'une phase de relâchement.

L'enregistrement de la stimulation d'une fibre par des stimuli d'intensité croissante montre un potentiel d'action musculaire toujours identique, répondant à la loi du tout ou rien.

Figure 125 Électromyogramme et myogrammes simultanés après 3 stimulations d'intensité croissante E1, E2, E3

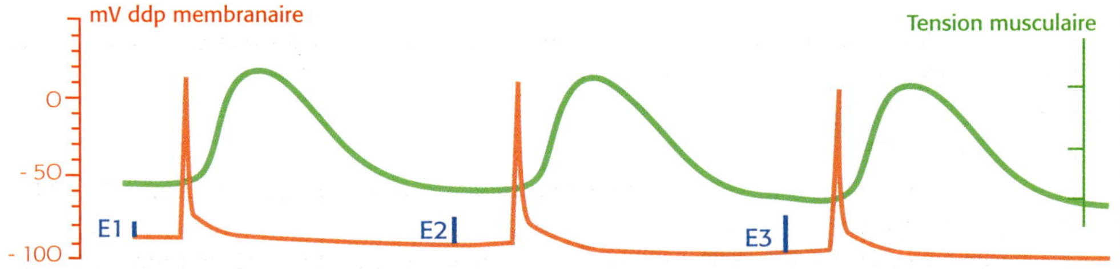

L'augmentation de la fréquence des stimulations d'un muscle strié squelettique conduit progressivement au tétanos imparfait, lorsque la stimulation arrive au moment du relâchement et parfait, lorsque la stimulation arrive en phase de contraction.

Tétanos : contraction prolongée d'un muscle strié, produite par la stimulation itérative de ce muscle à une fréquence assez élevée.

Figure 126 Myogramme d'un muscle répondant à une série de stimulations de fréquence élevée

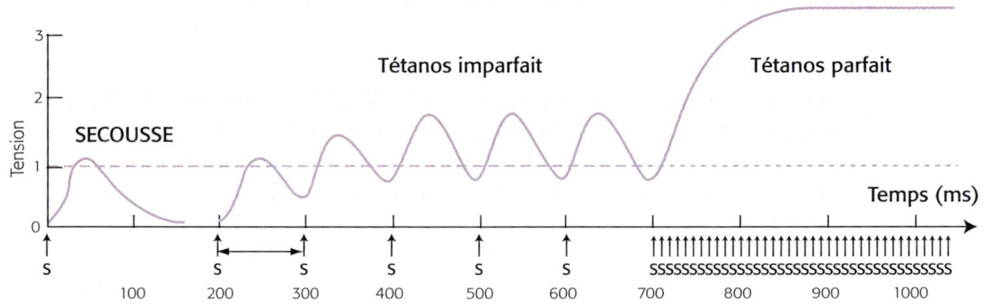

D Le métabolisme énergétique

L'ATP est indispensable à la contraction et au relâchement musculaires. La fibre musculaire dispose de voies métaboliques capables de produire de l'ATP à court, moyen ou long terme.

1. À court terme

Il est possible de former de l'ATP à partir de la créatine phosphate selon la réaction suivante :

Figure 127 Formation de l'ATP

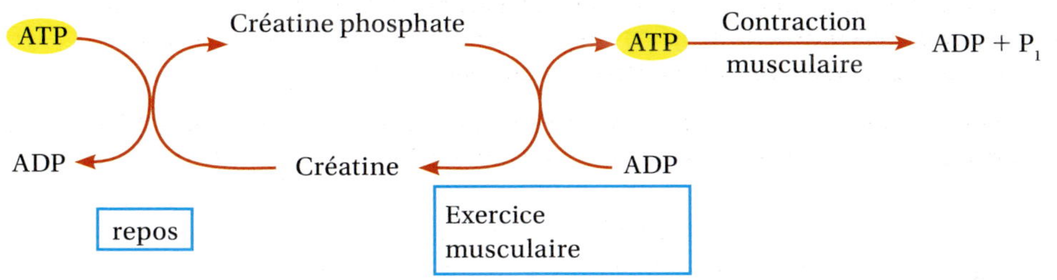

Cette réaction assure la production anaérobie d'ATP au cours des exercices sportifs explosifs, comme le lancé de poids, le sprint...

2. À moyen terme

Les voies métaboliques impliquées sont glucidiques ; elles dépendent des quantités d'O_2 disponibles et de l'intensité de l'effort.

Certaines fibres musculaires sont riches en myoglobine. Cette protéine monomérique possédant un hème est capable de fixer l'O_2 et d'augmenter la concentration locale en O_2. À l'instar de l'hémoglobine, la myoglobine colore en rouge le compartiment qui la contient et les fibres musculaires sont appelées fibres musculaires rouges. La cellule musculaire contient aussi des réserves de glycogène.

L'ATP est produite à partir du catabolisme du glucose, provenant soit de la circulation sanguine soit de la glycogénolyse (hydrolyse du glycogène). Le glucose, par la glycolyse, est dégradé en acide pyruvique qui peut, si la quantité d'O_2 est suffisante et si l'intensité de l'effort est modérée, être oxydé par le cycle de Krebs et assurer la production d'ATP par la chaîne respiratoire mitochondriale. Si la quantité d'O_2 est insuffisante, et si l'effort est intense, l'acide pyruvique est transformé en acide lactique afin de régénérer le NAD^+, et la glycolyse (anaérobie) prend une part plus importante dans la production d'ATP. L'acide lactique passe dans la circulation, provoquant une augmentation de la lactatémie, et gagne le foie pour être retransformé en acide pyruvique et, selon les besoins, en glucose *via* la néoglucogenèse.

3. À long terme

Au bout d'une vingtaine de minutes le métabolisme aérobie prédomine, combinant les catabolismes glucidique et lipidique. Le glucose issu de la circulation et du glycogène continue à alimenter, *via* le NADH, H^+ produit, la chaîne respiratoire. Les lipides issus de la circulation ou des réserves sont catabolisés au cours de la βoxydation et les coenzymes produits alimentent la chaîne respiratoire.

Figure 128 Métabolisme oxydatif d'une fibre musculaire striée

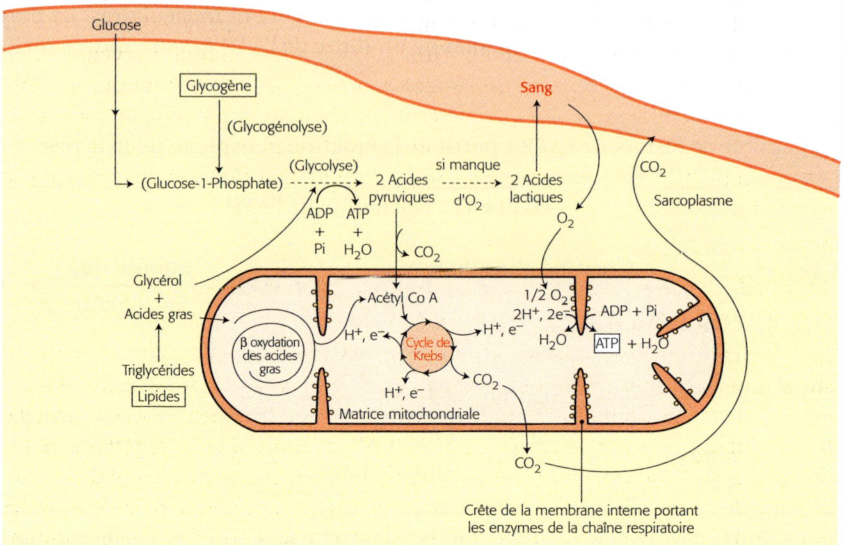

DETTE EN O_2

Lorsque l'exercice physique s'arrête, la cellule musculaire a épuisé son stock de créatine phosphate et peut produire une quantité importante d'acide lactique. L'ATP est nécessaire à la reconstitution de la créatine phosphate ; la chaîne respiratoire et l'ATP synthase sont donc sollicités après l'exercice et de l'O_2 est consommé. De plus, la transformation de l'acide lactique en acide pyruvique par la lactate déshydrogénase transforme le NAD^+ en NADH, H^+ qui alimente la chaîne respiratoire et consomme davantage d'O_2. Le fonctionnement de la chaîne respiratoire après l'exercice oblige l'organisme à maintenir une ventilation et une circulation élevée afin d'apporter la quantité d'O_2, appelée dette en O_2, nécessaire au retour à la normale.

4. Les fibres musculaires et la fatigue musculaire

On trouve chez l'homme trois types de fibres musculaires :

- les fibres à contractions lentes, ou rouges, sont riches en myoglobine, mitochondries et fortement vascularisées. Elles ont un métabolisme surtout aérobie, possèdent une vitesse de contraction lente et résistent à la fatigue musculaire. Ces muscles sont impliqués, par exemple, dans les mécanismes posturaux ;
- les fibres à contractions rapides, ou blanches, sont pauvres en myoglobine et en mitochondries, riches en glycogène et moins vascularisées. Elles ont un métabolisme surtout anaérobie, possèdent une vitesse de contraction rapide et résistent mal à la fatigue musculaire. Ces fibres sont présentes dans les muscles assurant des mouvements rapides comme les muscles oculaires responsables de l'orientation de l'œil ;
- les fibres intermédiaires, qui possèdent une vitesse de contraction rapide et un métabolisme aérobie, résistent assez bien à la fatigue musculaire.

La proportion des différentes fibres dans un muscle détermine ses capacités contractiles. Ainsi, le quadriceps d'un sprinter contiendra plus de fibres rapides que celui d'un marathonien. La différence est principalement d'origine génétique et l'on naît sprinter ou marathonien !

La fatigue musculaire est une diminution de force et de puissance au cours de l'exercice. Elle s'explique, notamment, par la diminution du potassium intracellulaire au cours de la genèse du potentiel d'action musculaire. La pompe n'a pas le temps de faire entrer suffisamment de potassium pour répondre à l'arrivée d'une nouvelle commande nerveuse. L'épuisement des réserves de glycogène dans les fibres lentes provoque l'augmentation de l'intervention des fibres rapides, dont le métabolisme anaérobie conduit à une baisse du pH par l'augmentation de production d'acide lactique. L'acidité affecterait les liaisons entre les protéines contractiles et serait, en partie, responsable de la diminution de la libération de calcium par le réticulum sarcoplasmique.

ACTIVITÉ SPORTIVE ET PERTE DE GRAISSE, UN EFFORT DANS LA DURÉE !

Les valeurs du tableau « Ration alimentaire et valeurs énergétiques » (voir p. 71) suggèrent que l'énergie contenue dans 1 kg de graisse est de 9 000 kcal. Une heure de jogging à 12,5 km/h par un homme de 70 kg permet de consommer environ 900 kcal. Il faudrait donc courir pendant 10 h pour brûler l'équivalent énergétique de 1 kg de lipides. Cependant, cette énergie ne provient pas immédiatement des lipides puisque les glucides demeurent pour la cellule un substrat énergétique privilégié. On comprend pourquoi la perte de poids constatée après ce type d'effort physique ne peut être attribuée à une perte de masse graisseuse mais bien à une perte hydrique.
En physiologie, les variations extrêmement rapides de poids doivent, en premier lieu, être attribuées à des variations hydriques.

Comparaison de la proportion (en %) des substrats consommés au cours d'exercice modéré et de faible intensité pendant 2 heures.

Nature chimique	Exercice faible intensité[1]	Exercice modéré[2]
Triglycérides musculaires	5	20
Acides gras sanguins	80	45
Glucose sanguin	10	10
Glycogène musculaire	5	25

[1] à 25-30 % de la consommation d'O_2 maximale
[2] à 60-70 % de la consommation d'O_2 maximale

Au regard de ces résultats, il semble que le meilleur moyen de solliciter les acides gras de la circulation provenant des tissus adipeux est de réaliser un effort, long et de faible intensité, puisque l'effort d'intensité plus élevée sollicite davantage les triglycérides musculaires.

2 La cellule musculaire cardiaque

La cellule musculaire cardiaque, le cardiomyocyte, est striée. Son fonctionnement est semblable à celui de la cellule musculaire squelettique. Il existe cependant des différences qui confèrent, pour certaines, des particularités intéressantes au regard de la fonction de ces cellules.

• L'enregistrement du tracé du potentiel d'action de la cellule musculaire cardiaque n'est pas identique à celui de la cellule musculaire squelettique.

La dépolarisation (1) est due à l'ouverture des canaux Na^+ voltage-dépendants (entrée de Na^+). Le plateau (2) est la résultante de l'ouverture simultanée de canaux voltage-dépendants au Ca^{2+} et au K^+ (entrée de Ca^{2+} et sortie de K^+). La fermeture des canaux calciques provoque alors la repolarisaton (3) par la sortie maintenue de K^+.

Les tracés montrent que la période réfractaire absolue, pendant laquelle l'excitation n'est pas possible, dépasse la phase de contraction et s'achève en phase de relâchement, empêchant ainsi la tétanisation du mycocarde.

Figure 129 Électromyogramme et myogramme de la cellule musculaire cardiaque

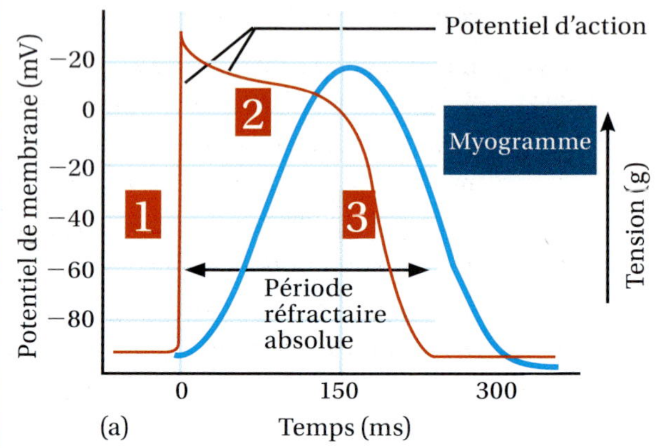

• Alors que dans la cellule musculaire striée le phénomène de couplage mécanique est responsable de l'ouverture des canaux calciques du réticulum, dans le cardiomyocyte, cette ouverture est liée au phénomène « libération de calcium induite par le calcium ». Dans les cardiomyocyte, le récepteur voltage-dépendant des tubules T assure l'entrée d'une petite quantité de calcium capable d'activer les canaux calciques présents sur la membrane des citernes terminales. Le calcium des citernes diffuse dans le cytoplasme. Ce phénomène est appelé libération de calcium induite par le calcium.

Figure 130 Comparaison de la libération du calcium dans les cellules musculaires striées cardiaque et squelettique

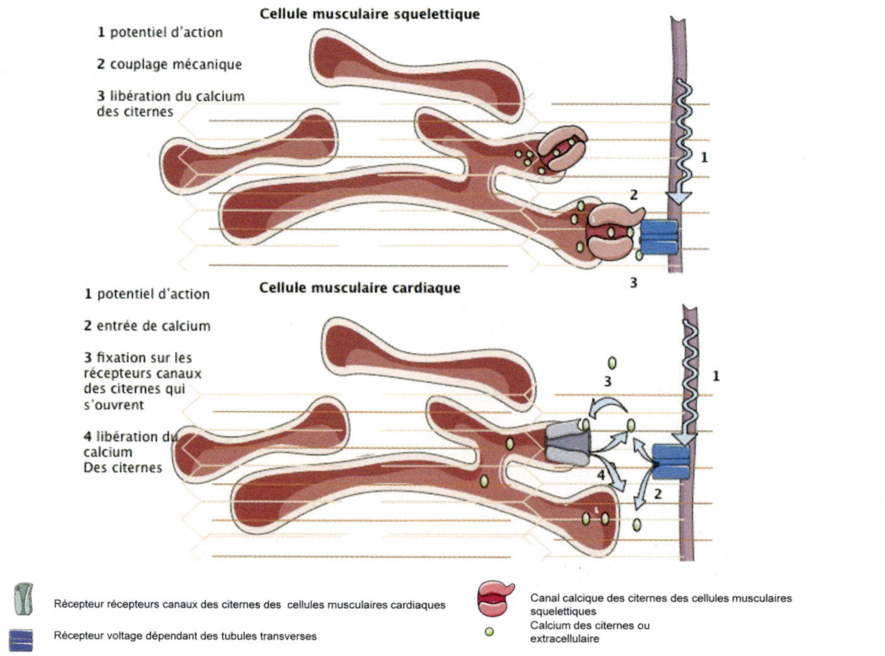

3 La cellule musculaire lisse

Dans la cellule musculaire lisse, les fibres contractiles d'actine et de myosine sont agencées en réseau ancré par des complexes au niveau de la membrane, les corps denses.

La cellule musculaire lisse est dépourvue de troponine et, même si à l'instar des cellules musculaires striées l'élément décisif reste le calcium, son rôle diffère.

L'augmentation du calcium peut être entraînée par plusieurs facteurs : mécanique (étirement), hormonal, nerveux, paracrine et parfois activité électrique spontanée.

Le calcium provient du milieu extracellulaire et/ou du réticulum endoplasmique selon le type de cellules musculaires lisses.

Le calcium cytosolique fixe une protéine, la calmoduline, et le complexe active une enzyme, la MLC kinase, enzyme capable de phosphoryler une partie de la myosine, appelée chaîne légère.

Figure 131 Cellule musculaire lisse

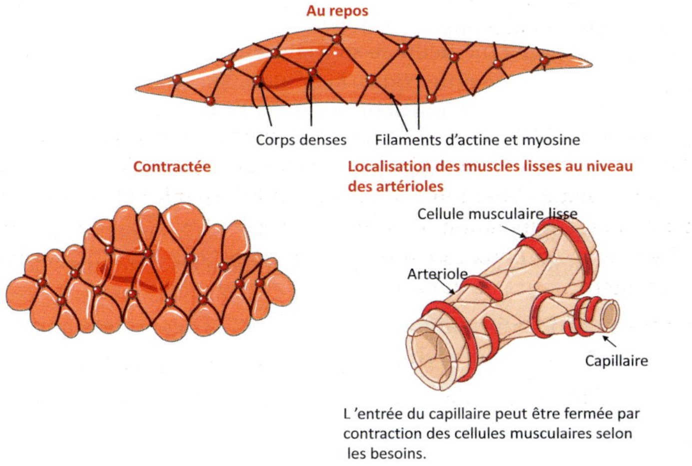

La phosphorylation de la chaîne légère de la myosine rend la tête de myosine apte à fixer l'actine, la contraction commence.

Figure 132 Rôle du calcium dans la contraction de la cellule musculaire lisse

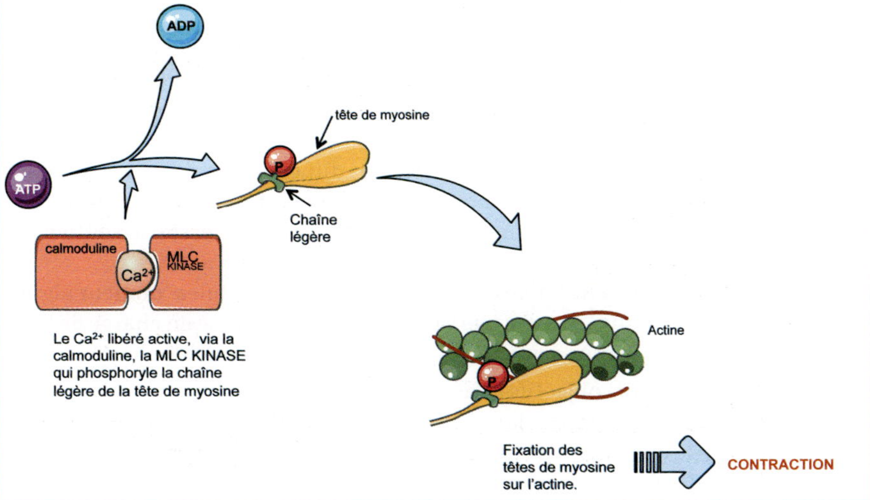

17

Applications professionnelles

La prise en charge de la douleur, nociception et lidocaïne

A La prise en charge de la douleur

L'IASP (International Association for the Study of Pain) définit la douleur comme : *« une expérience sensorielle et émotionnelle désagréable liée à une lésion tissulaire existante ou potentielle ou décrite en terme d'une telle lésion ».*

La prise en charge de la douleur a fortement évolué ces deux dernières décennies. Deux plans mis en place par les gouvernements se sont succédés. Bernard Kouchner, secrétaire d'État à la Santé, a institué un plan de lutte contre la douleur sur trois ans (1998/2000). Ce plan s'appuie sur la réflexion engagée depuis plusieurs années par les pouvoirs publics en faveur du développement d'une prise en charge globale du patient à toutes les étapes des processus de santé. Le programme de lutte contre la douleur proposé par le secrétaire d'État à la Santé s'articule autour d'axes principaux :

- la prise en compte de la demande du patient ;
- le développement de la lutte contre la douleur dans les structures de santé et les réseaux de soins ;
- le développement de la formation et de l'information des professionnels de santé sur l'évaluation et le traitement de la douleur ;
- l'information du public.

Le programme de lutte contre la douleur 2002-2005, dans la continuité du premier plan, propose de nouveaux objectifs :

- associer les usagers par une meilleure information ;
- améliorer l'accès du patient souffrant de douleurs chroniques à des structures spécialisées ;
- améliorer l'information et la formation des personnels de santé ;
- amener les établissements de santé à s'engager dans un programme de prise en charge de la douleur ;
- renforcer le rôle infirmier, notamment dans la prise en charge de la douleur provoquée.

Les auteurs du programme soulignent le rôle capital de l'infirmier : « Les infirmiers par leur formation initiale et leur présence constante auprès des patients se sont mobilisés très tôt pour améliorer la prise en charge de la douleur.
De manière générale, les infirmiers rencontrent des difficultés dans la reconnaissance de leurs compétences, surtout dans la mise en place des protocoles de prise en charge de la douleur. Cette mise en place s'intègre dans une réflexion d'équipe et nécessite le soutien et l'accompagnement des personnels d'encadrement médicaux et paramédicaux.
L'expérience accumulée ces dernières années par les unités mobiles "douleur aiguë postopératoire" et "douleur chronique" montre que l'amélioration de la prise en charge de la douleur peut être reliée à la présence auprès des équipes d'un infirmier référent douleur. »

Les auteurs proposent trois objectifs à l'attention des infirmiers :

- consolider le rôle des infirmiers dans la lutte contre la douleur ;
- poursuivre la mise en place de la formation continue des infirmiers ;
- intégrer au sein des établissements de santé des infirmiers référents douleur.

Xavier Bertrand, ministre de la Santé et des Solidarités propose en 2006 le plan d'amélioration de la prise en charge de la douleur (2006-2010) dans lequel le renforcement de la formation des professionnels de santé fait partie, à nouveau, des objectifs.

B La douleur et les anesthésiques locaux

Il est recommandé d'utiliser des anesthésiques locaux, en particulier à l'occasion d'actes de diagnostiques ou thérapeutiques douloureux. La lidocaïne est très largement utilisée comme anesthésique local. Appliquée en patch à 5 %, l'effet analgésique apparaît dès la quinzième minute mais son efficacité est maximale au bout de deux heures avec des effets utiles à une heure.

La perception de la douleur, nociception, est réalisée par les terminaisons libres de certaines fibres nerveuses amyélinisées, fibres C, ou myélinisées, fibres Aδ. La propagation du potentiel d'action dans les fibres myélinisées est saltatoire par les nœuds de Ranvier, et de proche en proche dans les fibres amyélinisées. Les fibres myélinisées Aδ propagent le potentiel d'action à une vitesse variant de 5 à 50 m/s et les fibres amyélinisées C de 0,5 à 2 m/s. Cette différence de vitesse explique que la douleur apparaisse souvent dans un premier temps comme aigüe et assez précise, puis diffuse et persistante après quelques instants. Les fibres rapides interviennent aussi dans les phénomènes réflexes de retrait, à l'occasion, par exemple, d'un soin douloureux. La lidocaïne bloque les canaux Na^+ voltage-dépendants et empêche la phase de dépolarisation du potentiel d'action. C'est par cette inhibition que cette substance s'oppose à la transmission de l'information nociceptive.

Cas clinique n° 5 : un pansement difficile

« Madame Z., 78 ans, présente depuis deux semaines un ulcère variqueux de la jambe droite. Tous les trois jours, l'infirmière vient à domicile refaire le pansement. Madame Z redoute beaucoup ces pansements, particulièrement le nettoyage de la plaie. La qualité de son sommeil s'est nettement dégradée, elle mange très mal. Elle n'a jusqu'à présent exprimé aucune plainte concernant ses soins ; néanmoins, l'infirmière libérale ayant bien compris la sévérité de la douleur de Madame Z demande au médecin traitant un traitement antalgique ; une forte dose de paracétamol initialement prescrite, une heure avant le soin, sera insuffisante pour calmer la douleur provoquée par le soin et la douleur résiduelle. Grâce à l'insistance de l'infirmière, un morphinique faible (palier 2) associé à l'application locale d'une crème anesthésiante sera donné 30 minutes avant le soin. Cette nouvelle prescription va radicalement transformer les conditions de réalisation des soins. Madame Z récupère très vite son humeur conviviale, la cicatrisation est complète au bout de 10 jours. »

Le programme de lutte contre la douleur 2002-2005, ministère de la Santé et des Sports.

fibrome, 104
fibrosarcome, 104
flumazénil, 116
Fluor, 39
FMN flavine mononucléotide, 40, 41
force électromotrice, 106
formule brute, 13
formule développée, 13
formule semi-développée, 13
fructose, 25

G

GABA, 116
gaine de myéline, 108
galactose, 25
gamète, 74
gène, 68
génome, 68
glucides, 24
Glucose, 25, 71
glutamine, 30
glycémie, 25
gglycerol, 36
glycine, 30
glycogène 27, 28
glycogénogénèse, 73
glycolipides, 58
glycolyse, 71
glycoprotéines, 58,
glycosurie, 66
gradient électrochimique, 54
gradient, 54
gram (Hans Christian), 62
groupements, 13
guanine, 68

H

haploïde, 78
HDL high density lipoprotein, 38
hémangiome, 104
hémangiosarcome, 104
histamine, 30, 31
histidine, 30
histologie, 88
histone, 76
Hormone de croissance, 32
hormone, 100
hormones stéroïdes, 38
hydrogène, 16
hydrolase, 33
hydrolyse, 22
hydrophile, 17
hypertonique, 84
hypotonique, 84

I

Iatrogène, 42
immunoglobuline, 32
index glycémique, 28
Indice d'athérogénicité, 38
interphase, 74
iode 39, 42
ion, 12, 16
ionogramme, 23, 50
IRM, 46
isoleucine, 30
Isomérase, 33
isotoniques, 84
isotope, 12

J

Jonction communicante, 93
jonction neuromusculaire, 121

K

Kinase MLC, 129
kinases dépendantes des cyclines, 77

L

lactate déshydrogénase (LDH), 71
lactate ringer, 84
lactatémie, 125
lactose, 26
LDL low density lipoprotein, 36, 37, 38
léiomyocyte, 92
léiomyome, 104
leiomyosarcome, 104
leucine, 30
liaison covalente, 13 , 17
liaison faible, 17
Liaison hydrogène, 17
liaison osidique, 26
liaison peptidique, 31
liaison polarisée, 17
lidocaïne, 132
ligase, 33
lignée germinale, 74
lipide, 35
lipogenèse, 73
lipome, 104
lipoprotéine 36
liposarcome, 104
iposome 37
loi du tout ou rien, 111
lyase 33
lymphangiome, 104
lymphangiosarcome, 104
lymphe, 19
lysine, 30
lysosome, 67

M

Macroélément, 22
macromolécules, 24
macrophage, 67, 93, 94
magnésium 16, 22
maladie de Basedow, 44
maladie neurodégénérative, 78
maltose, 26
manganèse, 39
masse molaire, 21
méiose, 78
membrane biologique, 37
membrane plasmique, 56, 58,
méninges, 89
méningiome, 104
mercure, 44
messager chimique, 94
métabolisme, 68
métaphase, 76
méthionine, 30
micelle, 37
micronutriments, 29, 39, 70
microscopie électronique, 52
microscopie photonique, 52
mitochondrie, 60
mitose équationnelle, 75
mitose, 75
MLC kinase, 129
molécule,17
molybdène, 39
monomère, 24
monosaccharide, 24
monovalent, 17
monoxyde d'azote, 103
multicellulaire, 56
muqueuse, 85
muqueuse, 88
muscarine, 116
muscarinique, 116
myocyte, 92
myofibrille, 119
myoglobine, 125
myosine, 32, 120

N

NAD nictotinamide adénine dinucléotide, 40, 41, 71
natrémie, 23
nécrose, 78
néoglucogenèse, 72, 73, 125
néoglucogenèse, 73
nerf, 109
neurofibrome, 104
neurone, 92, 108
neurotransmetteur, 100
neutron, 12
nickel, 39
nicotine, 116
nicotinique, 116
nitrate, 103
nitrite, 103
noradrénaline, 30
noyau, 56,
noyau, 58, 59
nutriment, 24

O

Ocytocine, 31
oligodendrocyte, 108
oligo-éléments, 39
oligosaccharide, 24
oligurie, 20
organe, 88
organite, 57
oscilloscope, 106
ose, 24
osmolarité, 83
osmose, 53
ostéoblaste, 91
ostéoclaste, 91
ostéome, 104
ostéosarcome, 104
oxydoréductase, 33
oxygène, 16

P

Papillome, 104
paracrine, 94, 101
paroi bactérienne, 62
parturition, 31
pathogène, 45
Pénicillinase, 63
Pénicilline, 63
Pepsine, 34
peptide 29, 31
perfusion, 83
péricarde, 89
période postprandiale, 28
péritoine, 89
Peroxyde d'hydrogène, 45, 67
ph, 46
phénylalanine, 30
Phosphate, 14
phosphodiestérase, 98
Phospholipide, 37
Phosphore, 16
Phosphore, 22
Plasma, 19
plèvre, 89
Polaire, 17
Polymère, 24
Polynucléaire, 57
Polyoside, 27
Polypnée, 20
Polysaccharide, 24
pompe Na/K ATPase, 110, 114
Potassium, 16, 22
potentiel d'action, 111
potentiel électrique, 106
potentiel postsynaptique excitateur, 116
potentiel postsynaptique inhibiteur, 116
pression hydrostatique, 53
pression osmotique, 53
Pression partielle, 55

procaryote, 56, 62
processus tumoral, 78
Produit de contraste, 42
produit, 32
prolifération cellulaire, 74
proline, 30
prophase, 76
protéine d'ancrage, 59
protéine G, 95
Protéine p, 53, 78
protéine, 29, 32
protides, 29
proton, 12
pus, 67
pyogène, 67

R

Rachitisme, 41
RE granuleux (REG), 60
RE lisse (REL), 60
RE rugueux (RER), 60
réaction d'oxydo-réduction, 55
récepteur canal, 100
récepteur cytoplasmique, 99
récepteur membranaire, 95
récepteur métabotrope, 100
récepteur, 59, 95
Remplissage vasculaire, 20, 85
réplication, 68, 69, 75
réticulum endoplasmique, 60
rhabdomyocyte, 92
rhabdomyome, 104
rhabdomyosarcome, 104
ribose, 25
ribosome, 60, 69, 70

S

Saccharose, 26
sarcolemme, 119
sarcome méningé, 104
sarcomère, 120
satiété 29
schwannome malin, 104
schwannome, 104
scintigraphie, 42
scorbut, 40,41
secousse musculaire, 124
sélénium, 39
septique, 20
séreuse, 88
sérine, 30
sérotonine, 30
sodium, 16, 22
sodium, 22
soluté, 21
solution colloïde, 85
solvant 20
sommation spatiale, 116
sommation temporelle, 116
soufre, 16, 22
spécificité enzymatique, 33
stérol, 37
strie H, 120
strie Z, 119
substance blanche, 109
substance grise, 109
substrat, 32
superantigène, 94
Symport, 65
synapse, 100, 115
systole, 20

T

télophase, 76
tétanos, 124
thréonine, 30
thymine, 68
thyrotoxicose, 42
tissu conjonctif adipeux, 91, 127
tissu conjonctif cartilagineux hyalin, 91
tissu conjonctif dense, 91
tissu conjonctif élastique, 91
tissu conjonctif lâche, 91
tissu conjonctif osseux, 91
tissu conjonctif sanguin, 91
tissu conjonctif, 88, 90
tissu épithélial de revêtement, 88
tissu épithélial, 88
tissu glandulaire, 88
tissu musculaire lisse, 92
tissu musculaire strié cardiaque, 92
tissu musculaire strié squelettique, 92
tissu musculaire, 88, 92
tissu nerveux, 88, 92
tissu, 88
traduction, 69
Transaminase, 32
transcription, 69
transférase, 33
transport actif, 67
transport passif facilité, 64
transporteur, 60
triglycéridémie, 29
Triglycerides 36
trisomie, 82
Trivalent, 17
tropomyosine, 123
troponine, 123
tryptophane, 30
tumeur gliale, 104
typhus exanthémique, 61
tyrosine, 30

U

Ulcère duodénal, 34
ulcère gastrique, 34
unicellulaire, 56
uniport, 65
urographie intraveineus 42

V

Valence, 23
valine, 30
vanadium, 39
viscosupplémentation, 1
Vitamine A, 41
vitamine B1, 40
vitamine B12, 40
vitamine B2, 40
vitamine B3 ou PP, 40
vitamine B5, 40
vitamine B6, 40
vitamine B9, 40
vitamine C, 40
vitamine D, 38
vitamine D, 41
vitamine E, 41
vitamine K, 41
vitamines hydrophiles,
vitamines hydrosoluble
vitamines, 39
VLDL very low density lipoprotein, 36
volémie 20

Z

Zinc 39

Mise en page : Ici & ailleurs
Editions Foucher – Vanves – Septembre 2010 – MV-IH / BM
Imprimé en Italie par Lego Lavis – Dépôt légal : août 2010

Activité d'initiation ou de conclusion

Activité d'initiation ou de conclusion

Article : L'écologie microbienne intestinale contribue-t-elle à l'obésité ?

Le formateur présentera aux étudiants les UE 2.1 et 2.2. Ce temps permettra à l'étudiant :

- d'identifier les éléments constitutifs du vivant et la complexité de leur articulation dans la connaissance de la physiopathologie humaine ;
- d'identifier l'intérêt de la biologie fondamentale dans la formation et dans l'exercice infirmier, et plus généralement en santé ;
- de comprendre l'articulation entre les UE 2.1 et 2.2 et les autres UE :
  - UE 2.4 à 2.9 : processus pathologiques ;
  - UE 2.11 : pharmacologie et les thérapeutiques ;
- de faire le lien entre l'UE et les situations cliniques qu'il rencontrera.

Consignes de lecture de l'article

1. Identifier et définir les éléments constitutifs de la cellule.

2. En quoi le fonctionnement de la cellule est-il complexe ?

L'écologie microbienne intestinale contribue-t-elle à l'obésité ?

« L'absorption intestinale des aliments dépend de l'expression de nombreux gènes humains codant par exemple des enzymes digestives, des transporteurs, des canaux ioniques et des hormones. Toutefois, le génome des milliards de bactéries qui peuplent notre intestin est également d'une importance capitale pour ce phénomène. Le génome bactérien code entre autres des enzymes permettant de dégrader des aliments non digestibles par les processus intestinaux habituels. C'est le cas de certains polysaccharides comme l'hémicellulose ou les pectines. Les produits de cette transformation bactérienne, monosaccharides, acides gras volatils sont ensuite absorbés et utilisés par notre organisme. On peut alors se demander si des variations de la flore intestinale peuvent contribuer, pour un même ingestat, à moduler la balance énergétique en optimisant plus ou moins l'assimilation de l'énergie ingérée. Deux articles publiés dans la revue *Nature* [1, 2] suggèrent que cela pourrait être le cas. Le groupe de J. Gordon a analysé le génome bactérien colonisant le cæcum (segment initial dilaté du côlon droit) de souris témoins ou de souris génétiquement obèses (*ob/ob*, déficit en leptine conduisant à une augmentation de la prise alimentaire) issues d'une même portée [1]. Le génome bactérien des souris obèses est enrichi en *Firmicutes* et appauvri en *Bacteroidetes* (deux phylums bactériens majoritaires dans l'intestin) et globalement plus riche en gènes codant des enzymes permettant la dégradation des polysaccharides. Cela se traduit par une augmentation de la concentration en acides gras volatils dans le cæcum des souris obèses et par une diminution des calories résiduelles dans leurs fèces. Non seulement les souris *ob/ob* mangent plus, mais leur flore intestinale permet une meilleure assimilation des calories ingérées, aggravant de ce fait le déséquilibre de la balance énergétique. Les auteurs ont alors transplanté la flore cæcale de souris témoins ou obèses chez des souris dépourvues de flore endogène (*germ-free*). Après avoir confirmé le maintien après deux semaines chez les "receveurs" des différences qualitatives observées dans la flore intestinale des "donneurs", les auteurs montrent que, pour une prise alimentaire identique, les souris ayant reçu la flore des *ob/ob* ont un gain de masse grasse légèrement supérieur à l'autre groupe. L'équipe de J. Gordon a alors étudié si les différences dans la flore intestinale observées chez les souris obèses ou témoins étaient retrouvées chez l'homme. Ils ont montré que la flore d'individus obèses était, comme chez les souris, riche en *Firmicutes* et très appauvrie en *Bacteroidetes* et que la perte de poids liée à une restriction calorique pendant un an entraînait une augmentation très importante de ces dernières. Il reste bien sûr à démontrer chez l'homme que ces changements de flore s'accompagnent de modifications appréciables de l'assimilation des calories, et à comprendre pourquoi l'obésité induit ces modifications. Voici qui ouvre peut-être un nouveau champ (de flore!) thérapeutique. »

Pascal Ferré

1. Turnbaugh PJ, *et al. Nature* 2006 ; 444 : 1 027-31.
2. Ley RE, *et al. Nature* 2006 ; 444 : 1 022-3.

Médecine sciences, février 2007, n° 2, p. 115-222, Vol 23

Exploitation de l'article

1. À partir de l'article, répondez aux questions suivantes (les réponses sont ci-dessous en italique).

2. Reliez chaque question à une ou plusieurs des propositions (différentes parties du cours, de l'ouvrage UE 2.1 et des autres UE) suivantes : *biologie moléculaire, biologie cellulaire, digestion, nutrition, chimie, biochimie, génétique, métabolisme, physiopathologie, recherche scientifique, perspectives thérapeutiques.*

(Les éléments en vert sont les réponses à la question 2.)

1. Citez les produits des gènes impliqués dans l'absorption des aliments.

Enzymes digestives, transporteurs, canaux ioniques et hormones.

Biologie moléculaire : synthèse des protéines (lien entre le gène et son produit : la protéine = 1 molécule) et biologie cellulaire : fonction des protéines (UE 2.1 et UE 2.2).

2. Tous les aliments sont-ils entièrement digestibles par les processus intestinaux humains ou par les produits de l'expression des gènes humains ?

Non : seuls les produits de l'expression du génome des bactéries, qui peuplent notre intestin, permettent la digestion d'une partie des fibres alimentaires.

Digestion : digestion enzymatique (UE 2.2).

3. Le génome bactérien code, entre autre, des enzymes permettant de dégrader des aliments non digestibles par les processus intestinaux habituels.

Biologie moléculaire (UE 2.1) et physiologie de la digestion (UE 2.2).

De quels aliments s'agit-il ?

L'hémicellulose et la pectine des fibres alimentaires tirés des végétaux : légumes et fruits.

Nutrition, digestion (UE 2.2).

Quelle est leur nature biochimique ?

Ce sont des polysaccharides.

Biochimie (composition chimique des molécules) : UE 2.1.

4. Ces molécules sont de grande taille et composées d'enchaînement de molécules simples : lesquelles ?

Les sucres ou glucides simples.

Chimie (UE 2.1).

5. Comment appelle-t-on les produits des gènes dont la fonction est de dégrader ces macromolécules ?
Les enzymes.
Biochimie : processus enzymatiques (UE 2.2).

6. Sous quelle forme ingère-t-on de l'énergie ?
Les aliments = l'ingestat (ce qui est ingéré, consommé, mangé).
Nutrition (UE 4.1 S1 : équilibre alimentaire).

7. Qu'est-ce qui peut modifier ou optimiser l'assimilation de l'énergie ingérée ?
Les variations de la flore intestinale.
Physiologie de la digestion.

8. Comment les bactéries participent-elles à l'absorption intestinale des fibres alimentaires ?
Les enzymes bactériennes digèrent les fibres en les transformant en éléments simples : les sucres puis les acides gras (par fermentation). Ils sont ensuite absorbés (= ils traversent la barrière intestinale) et gagnent les capillaires sanguins.
Nutrition et biochimie (processus enzymatique).

9. Les souris témoins et obèses sont issues d'une même portée. Que signifie cette affirmation ?
Elles ont les mêmes parents.
Génétique (UE 2.2).

10. Qu'est-ce qui les différencie génétiquement ?
La présence d'une mutation ob *entraînant le déficit en leptine. On note* ob/ob *le génotype des souris déficitaires en leptine, hormone de la satiété, car pour être obèses, elles doivent posséder la mutation* ob *en double exemplaire.*
Génétique (UE 2.2).

11. Comment appelle-t-on le mode de transmission des maladies génétiques du même type que cette obésité chez la souris (dans lesquelles deux mutations sont nécessaires) ?
Le mode récessif.
Génétique (UE 2.2).

12. Quelle est la fonction des gènes qu'on retrouve en plus grande quantité dans les bactéries des souris obèses ?
Les gènes codent pour des enzymes de dégradation des polysaccharides.
Biologie moléculaire et biochimie (UE 2.1 et UE 2.2).

13. La dégradation des polysaccharides par les bactéries fournit d'abord des sucres qui se transforment eux-mêmes en acides gras courts donc volatils. Quel est le type de molécules dont les acides gras sont un des constituants essentiels ? ou De quelle grande famille de molécules les acides gras font-ils partie ?
Les lipides.
Chimie, biochimie (UE 2.1).

14. Pourquoi y a-t-il moins de calories résiduelles dans les fèces des souris obèses ?
Plus de polysaccharides ont été dégradés, transformés en éléments (sucres, acides gras = nutriments énergétiques) et réabsorbés (traversent la paroi intestinale). Il en reste donc moins dans les selles.
Nutrition, digestion (UE 2.2).

15. Pourquoi les souris *germ free*, ayant reçu la flore intestinale des souris obèses ont un gain de masse grasse supérieur ?

La flore intestinale des souris ob/ob *digère mieux les polysaccharides : plus de nutriments sont réabsorbés, donc il y a un gain d'énergie stockée sous forme de masse grasse.*

Physiologie de la nutrition, métabolisme (UE 2.1 et UE2.2).

16. D'après ces expériences quelle est l'hypothèse qu'il va falloir tester chez l'homme ?

Le changement de flore intestinale modifie significativement l'assimilation des calories.

Physiopathologie (toutes les UE processus... : UE 2.4 à 2.10) et recherche scientifique.

17. L'obésité chez l'homme s'accompagne-t-elle de modification de la flore intestinale ?

Oui : la flore intestinale est plus riche en Firmicutes *et très appauvrie en* Bacteroidetes *(comme chez les souris).*

Physiopathologie (de l'obésité) et recherche scientifique.

18. Chez l'homme, l'amaigrissement produit-il des changements de flore intestinale ?

Oui : « si on soumet les individus à une restriction calorique pendant un an, la perte de poids entraîne une augmentation très importante de ces bactéries. »

Physiopathologie (de l'obésité) et recherche scientifique.

19. Connaît-on la cause des modifications de la flore induite par l'obésité ?

Non : c'est à la recherche de le montrer.

Recherche scientifique et perspectives thérapeutiques (UE 2.11).

Index

A

Acétylcholine, 116
acétylcholine estérase, 116
acétylCoA, 71, 72
acétylCoA, 72, 73
acide aminé, 29,
acide aspartique, 30
acide calvulanique, 80
acide calvulanique, 81
acide carboxylique, 14
acide g-aminobutyrique, 116
acide glutamique, 30
acide gras insaturé, 35
acide gras mono-insaturé, 35
acide gras polyinsaturé, 35
acide gras saturé, 35
acide gras, 35
acide hyaluronique, 102
acide lactique, 71, 125
acide linolénique, 35, 36
acide nitrique, 103
acide oléique, 35, 36
acide palmitique, 35, 36
acide pyruvique, 70
acide ribonucléique messager (ARNm), 69
acides aminés indispensables, 30
acides nucléiques, 68
acidose lactique, 73
actine, 114
actine, 120
actine, 32
adénine, 68
adénocarcinome, 101
adénocarcinome, 104
adénome prétoxique, 42
adénome, 101
adénome, 104
adénosine monophosphate cyclique (AMPC), 98
adénosine triphosphate (ATP), 70
adénylate cyclase, 93
adénylate cyclase, 98
adipocyte, 36, 91
ADN (acide désoxyribonucléique), 59, 68
ADN (acide désoxyribonucléique), 60
ADN polymérase, 68
ADN polymérase, 68
Adrénaline, 30
agent étiologique, 61
agoniste, 94
alanine aminotransférase, 48
alanine, 30
alcool, 14
aldéhyde, 14
alicament, 38
amidon, 27
amine, 14
amphicrine, 89
amphiphile, 36
amylase, 27
anabolisme, 68
anaphase, 76
anesthésique local, 133
antagoniste, 94
antibiotique, 81
antiport, 65
antisepsie, 45
anurie, 20
apoptose, 77
appareil de Golgi, 60
arginine, 30
asparagine, 30
aspartate aminotransférase, 48
athérogène, 38
athérome, 38
athérosclérose, 38
atome, 12
aTP synthase, 72
atropine, 116
autocrine, 94, 101
axone, 108
azote,16

B

ßlactamase, 81
ßlactamine, 81
ßoxydation, 72, 125

benzodiazépine, 118
béribéri, 40
beta oxydation, 73
biomolécules, 16
bivalent, 17
bouton synaptique, 108
brassage interchromosomique, 80
brassage intrachromosomique, 80

C

calcémie, 23
calcium, 16
calcium, 22
calmoduline, 123
calmoduline, 129
canal calcique, 122
canaux voltage-dépendants, 112
cancer, 78
carbone, 16
carcinome, 104
cardiogénique, 20
cardiomyocyte, 92, 127
caryotype, 82
catabolisme, 68
cellule de Schwann, 108
cellule gliale, 92, 108
cellule musculaire cardiaque, 127
cellule musculaire lisse, 129
cellule musculaire striée squelettique, 119
cellule somatique, 74
cellule, 56
cellulose, 27, 28,
centromère, 76
cétone 14
chaîne respiratoire, 72
chiasma, 80
chlore, 16
chlore, 22
choc anaphylactique, 42
cholestérol, 37, 38, 58
chondrocyte, 91
chondrome, 101
chondrome, 104
chondrosarcome, 104
chromatide, 76
chromatine, 59
Chrome, 39
chromosome métaphysique, 76
chylomicron, 36
cible, 94
cobalt, 39
coenzymes, 40
collagène, 32
communication intercellulaire, 93
compartiment extracellulaire, 19
compartiment intracellulaire, 19,
concentration 2, 49
concentration massique, 21
concentration molaire, 21
condylome, 104
contraction musculaire, 92
corps de Nissl, 108
Cotransport, 65
cuivre, 39
cyanose, 20
cycle cellulaire, 77
cycle de Krebs, 72
cystéine, 30
cytoplasme, 56
cytosine, 68
cytosine, 68
cytosol, 60
cytosquelette, 62

D

dendrite, 108
désinfection, 45
désoxyribonucléotide, 68
dialyse, 54
diazépam, 116
dictyosome, 60
différence de potentiel, 106
différenciation cellulaire, 74, 88
diffusion simple, 64
diffusion simple, 65
diholosides, 26
diploïde, 78
division équationnelle, 78
dopa 30
dopamine 30
douleur, 130
dyschésie rectale, 28

E

Eau, 19
electron, 12
éléments figurés du sang, 20
endocrine, 89
endocytose, 66
enzyme 32
enzyme, 60
eucaryote, 56
exocrine, 89
exocytose, 66
exocytose, 66

F

FAD flavine adénine dinucléotide, 40, 41
fatigue musculaire, 126
fer, 39
fermentation, 71
fibre musculaire, 119
fibre nerveuse, 109